JN066216

Contents　Vol.25-No.15

特集

透析患者の診かたで絶対に知っておきたい8つのこと

血圧・体重管理、薬剤の注意点から緊急時対応まで

編集／末田善彦（沖縄県立中部病院 腎臓内科）

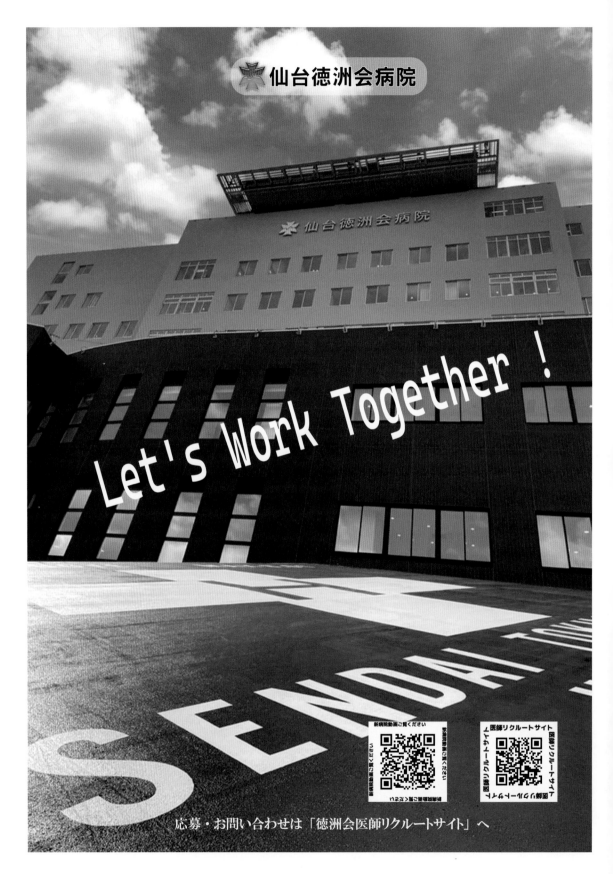

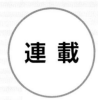

レジデントノート

contents

2024 **1**
Vol.25-No.15

連 載

レジデントノート増刊

1つのテーマをより広くより深く

□ 定価 5,170円（本体4,700円+税10%）　□ 年6冊発行　□ B5判

レジデントノート Vol.25 No.14　増刊（2023年12月発行）

処方の「なぜ？」がわかる
臨床現場の薬理学　新刊

蓄積した知識に新たな視点を加え、
明日の診療に活かす！

レジデントノート増刊
Resident Note Extra Number
Vol.25 No.14
処方の「なぜ？」がわかる
臨床現場の
薬理学
蓄積した知識に新たな視点を加え、
明日の診療に活かす！
今井 靖
羊土社 YODOSHA

編集 / 今井　靖

□ 272頁　□ ISBN 978-4-7581-2708-0

- ● 薬物動態から処方箋・医薬品情報源・投与計画まで，
  もう一歩深く理解できる！
- ● 研修医が学ぶべき20分野の疾患・ジャンルの薬理知識を解説！
- ● この1冊で，臨床現場で役立つ薬理学の知識をおさらいする！

本書の内容

第1章　総論：薬物治療における基礎知識

医薬品の臨床研究開発と新しい法令指針の考え方/医薬品投与後の薬物濃度/臨床薬物動態学/
処方箋と医薬品情報/臨床試験を読み解くための試験デザイン・統計学の理解/
ライフステージそして臓器機能障害に応じた薬物動態変化と薬物治療の注意点/
TDMを臨床に活かす/薬物相互作用/薬理遺伝学/臨床医が知っておくべき薬物の加工・製剤/
薬における安全管理・適応外使用，未承認薬における手続き

第2章　各論：各疾患における薬物療法を再整理する

循環器/消化器疾患/呼吸器/腎臓（慢性腎臓病）/糖尿病・脂質代謝/
内分泌分野（甲状腺，副腎疾患）/神経/向精神薬・睡眠薬/麻酔に必要な薬剤/
感染症に対する薬物療法/がん薬物療法/関節リウマチ/血液疾患/
感覚器（眼科領域）に用いる薬物療法/骨粗鬆症/
産科・婦人科/泌尿器系/皮膚疾患/漢方薬/免疫抑制薬

次号　2024年2月発行予定

一般内科外来、ひとりでできますか？
～よく出合う慢性疾患への評価・処方・指導と、診察時間を最大限に活かすコツ

編集／安藤崇之

発行　羊土社　YODOSHA

〒101-0052　東京都千代田区神田小川町2-5-1　TEL 03(5282)1211　FAX 03(5282)1212
E-mail：eigyo@yodosha.co.jp
URL：www.yodosha.co.jp/

ご注文は最寄りの書店，または小社営業部まで

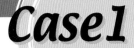

実践！画像診断 Q&A - このサインを見落とすな

急速に進行する認知機能障害で来院した 70歳代男性

（出題・解説）井上明星

WEBで読める！

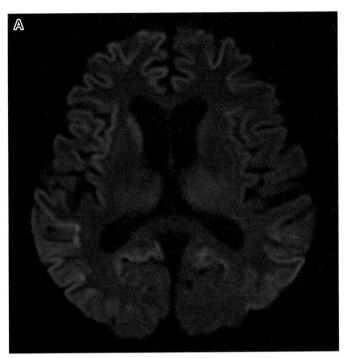

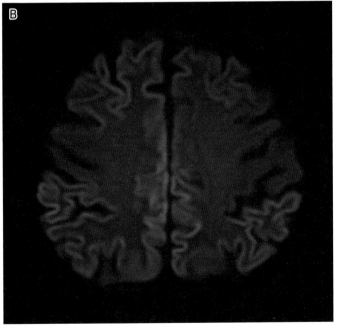

図　頭部MRI

Akitoshi Inoue（滋賀医科大学 放射線医学講座）

病歴

70歳代男性．物忘れ，記憶障害を主訴に近医に通院中．急激な認知機能の低下（半年間で長谷川式認知症スケールが15点から4点に低下）を認め，精査のため頭部MRIが撮影された．

問題

Q1：提示されているMRI画像のパルスシーケンスは何か？

Q2：最も考えられる診断は？

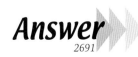

Answer
2691

解答 クロイツフェルト・ヤコブ病（Creutzfeldt-Jakob disease）（孤発性）

A1：拡散強調像（diffusion-weighted image：DWI）.
A2：クロイツフェルト・ヤコブ病（Creutzfeldt-Jakob disease）.

解説　クロイツフェルト・ヤコブ病（Creutzfeldt-Jakob disease：CJD）は厚生労働省の指定難病（神経・筋疾患）の１つである. 年間人口100万人あたり１人の割合で発症し, 感染性を有する異常プリオン蛋白が原因と考えられている. CJDには, 獲得性（変異型, 移植後）, 遺伝性, 孤発性の３つの型があるが, 孤発性CJDの頻度が最も高い.

　臨床病期は第１〜3期に分類される. 第１期には倦怠感, 活動性低下, 物忘れ, 失調症状などの非特異的症状, 第２期には認知機能の急激な低下, ミオクローヌス, 小脳失調, 筋固縮, 歩行困難が生じる. 第3期には無動無言状態から除皮質硬直, 屈曲拘縮に進行し, 誤嚥性肺炎などの感染症により１〜2年で死亡するとされる. 治療法は確立されておらず, 対症療法が主体である.

　画像診断ではMRIが有用とされ, パルスシーケンスのなかでも, FLAIR像と拡散強調像で病変部が明瞭に描出される. 特に拡散強調像での異常は臨床症状に先行することがあり, 脳波検査や脳脊髄液検査で診断に至らない症例の診断に有用とされる[1]. それぞれの病型で画像所見が異なるが, 本稿では最も頻度の高い孤発性CJDの画像所見について述べる. 典型的には, T2強調像およびFLAIR像で大脳皮質と線条体（尾状核および被殻）の腫脹を伴わない高信号域を認める. なお, 大脳皮質の病変はcortical ribboningと称されることがある. 小脳は萎縮を呈するが, 異常信号を認めない. 初期段階で病変は左右非対称であり, 大脳皮質のなかでも中心溝（Rolando溝）周囲が保たれる傾向がある.

　鑑別診断に関して, 拡散強調像での大脳皮質の高信号からは, 低酸素虚血性脳症, 低血糖症, 高アンモニア血症, 単純ヘルペス脳炎, 自己免疫性脳炎, てんかん発作, ミトコンドリア病, 血管内リンパ腫症, 脳梗塞などが, 線条体の高信号からは低酸素虚血性脳症, 一酸化炭素中毒, 低血糖症, 高アンモニア血症, てんかん発作などがあげられる[2]. 拡散強調像で高信号を呈する疾患といえば, 頻度が最も高い急性期脳梗塞が想起されるが, 決して一対一対応ではなく, 臨床経過や病変の分布, 信号の強さなどすべての情報を総合的に判断する必要があることを認識しておきたい.

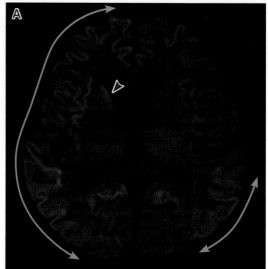

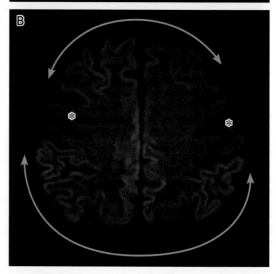

図　頭部MRI
両側大脳半球の皮質に沿って淡い高信号域を認める（◁▷）. 中心溝（Rolando溝）周囲の大脳皮質には高信号域を認めない（*）. 右尾状核頭は対側と比べて高信号を示している（▶）.
A, B）拡散強調像（b＝1,000）.

引用文献

1) Fragoso DC, et al：Imaging of Creutzfeldt-Jakob Disease：Imaging Patterns and Their Differential Diagnosis. Radiographics, 37：234-257, 2017（PMID：28076012）
2) 藤田浩司：画像によるプリオン病の診断と鑑別診断. 臨床神経学, 53：1249-1251, 2013

秋から3カ月間続く乾性咳嗽で紹介となった70歳代女性

Case2

[胸部編]

（出題・解説）井窪祐美子，徳田　均

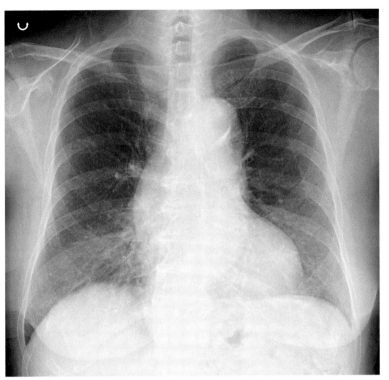

図1　胸部単純X線写真（正面像）

病歴

症例：70歳代，女性．　**主訴**：乾性咳嗽．　**併存症**：高血圧症，2型糖尿病，白内障．

常用薬：イルベサルタン100 mg/日，メトホルミン1,000 mg/日，スピロノラクトン12.5 mg/日，エンパグリフロジン10 mg/日．

職業：事務職．　**喫煙**：5本×5年間（20〜25歳）．　**飲酒**：機会飲酒．

粉塵吸入歴：なし．　**アレルギー歴**：なし．　**家族歴**：特記すべきことはない．

現病歴：X−1年11月頃より乾性咳嗽が出現した．対症療法で経過をみていたが，徐々に症状が悪化したためX年2月に当科受診となった．胸部単純X線写真にて両肺野の透過性低下を認め，精査加療目的に当科入院となった．

身体所見：身長158 cm，体重63 kg，体温36.2℃，SpO2 93 %（室内気）．意識清明．頸静脈拡張なし．

胸部：両側背部でfine cracklesを聴取，心雑音なし．**腹部**：肝・腎・脾を触知しない．表在リンパ節を触知しない．浮腫はない．**神経学的所見**：特に異常を認めない．

血液検査：WBC 5,950/μL（好中球55.4 %，リンパ球7.1 %，好酸球3.9 %），Hb 16.2 g/dL，Plt 26.5万/μL，AST 16 IU/L，ALT 12 IU/L，LD 176 U/L，CK 29 U/L，BUN 31 mg/dL，Cr 0.93 mg/dL，CRP 0.9 mg/dL，KL-6 1,749 U/mL，β-D glucan 4 $\geqq$．

動脈血液ガス分析（室内気）：pH 7.432，PaO2 62.8 mmHg，PaCO2 38.8 mmHg．

問題

Q1：胸部単純X線写真（図1）の所見は？

Q2：診断のためにさらに必要な検査は？

Yumiko Ikubo，Hitoshi Tokuda（JCHO東京山手メディカルセンター 呼吸器内科）

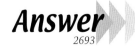

Answer

2693

両肺野に淡いすりガラス陰影を認めます．KL-6上昇を認めていることから間質性肺炎を考え，胸部CTや気管支鏡検査などの精査を行います．

夏型過敏性肺炎

解答

A1：胸部単純X線写真で両肺野にびまん性のすりガラス陰影を認め，両下肺野の透過性が低下している（図1）．

A2：3カ月の経過で徐々に進行する乾性咳嗽が主訴であり，間質性肺炎を念頭に置いて，まず胸部CTを施行する．診断確定のため気管支鏡検査も考慮する．

解説　胸部単純X線写真では両肺野にすりガラス陰影が拡がり，下肺野の透過性が低下している（図1）．胸部CTでは上葉で小葉中心性の粒状影，すりガラス陰影が目立つ（図2○）．下葉ではすりガラス陰影は汎小葉性に分布している（図3→）．また，肺野濃度が異なる部位が混在したモザイクパターンを認める（図3○）．

気管支鏡検査を施行し，気管支肺胞洗浄液中のリンパ球上昇を認めた．経気管支肺生検では，肺胞腔に肉芽腫形成を伴う炎症細胞浸潤を認め，過敏性肺炎に合致する所見であった．血液検査で抗トリコスポロン・アサヒ抗体陽性と判明し，夏型過敏性肺炎と診断した．病歴聴取にて，職場の部屋の至るところにカビが繁殖していることが判明した．職場の同僚は無症状であったが，患者は室内業務が中心で，抗原曝露量が多いために夏型過敏性肺炎を発症したと考えられた．その後は抗原回避（休職）のみで咳嗽は消失し，KL-6の低下および肺陰影の改善が得られたが，数カ月後にやむをえず職場に立ち入った直後に肺炎の再燃が起こり，再度抗原回避のみで改善した．

過敏性肺炎は抗原を反復吸入することで肺の胞隔や細気管支に炎症をきたす疾患で，III型およびIV型アレルギーが関与している．過敏性肺炎の原因抗原は羽毛や鳥排泄物，真菌，化学物質など多岐にわたるが，本邦では真菌の*Trichosporon asahii*（*T.asahii*）によるものが，鳥関連過敏性肺炎に次いで頻度が高く，夏型過敏性肺炎という名で広く知られている．*T. asahii*は高温多湿の木造家屋に繁殖しやすく，抗原が増加する夏に肺炎が好発する．しかし近年は気密性の高い住居の増加に伴い，季節にかかわらず夏型過敏性肺炎を診療する機会が増えている．

過敏性肺炎のCT所見は，経気道病変を反映した小葉中心性粒状影・すりガラス陰影が特徴的である．多数の組織球やその他の細胞が肺胞腔に充満すると，小葉中心に留まらない広範なすりガラス陰影やコンソリデーションとなる[1]．肺野濃度が場所によって異なり，モザイク状の濃淡を呈する所見をモザイクパターンと呼び，すりガラス陰影と正常域の混在や，末梢気道の閉塞による空気のとらえこみ現象（air trapping）を反映した低吸収域と正常域の混在を表す[2]．過敏性肺炎が慢性化すると肺の線維化が進み，気管支拡張像や網状影が出現する．

過敏性肺炎の治療の原則は徹底的な抗原回避であり，特に夏型過敏性肺炎は環境の整備のみで改善が見込まれる．重症例ではステロイドを使用する場合もあるが，抗原吸入を続ける限り病態の安定化は難しく，抗原回避なしに治癒は期待できない．ハウスクリーニングで改善が得られなければ，リフォームや転居を検討する．治療には患者の疾患への理解と抗原回避の協力が不可欠で，丁寧な病状説明が重要である．

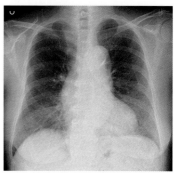

図1　胸部単純X線写真（正面像）

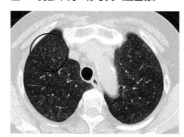

図2　胸部単純CT（上葉）

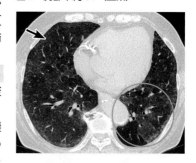

図3　胸部単純CT（下葉）

引用文献

1)「胸部のCT 第4版」（村田喜代史，他/編），pp610-614，メディカル・サイエンス・インターナショナル，2018

2)「過敏性肺炎診療指針2022」（日本呼吸器学会 過敏性肺炎診療指針2022 作成委員会/編），pp33-43，日本呼吸器学会，2022

レジデントのための
心不全道場

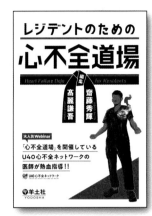

新刊

齋藤秀輝，髙麗謙吾／編

□ 定価4,950円(本体4,500円+税10%)　□ A5判　□ 215頁
□ ISBN 978-4-7581-1302-1

● 大好評のwebinar「心不全道場」の講師陣が解説！
● 治療・管理から再発予防・リハビリ・緩和ケアまで，現場で使える知識やコツをゼロから学べる一冊！

心不全と向き合うための知識やコツを熱くやさしく教えます！

本書の内容

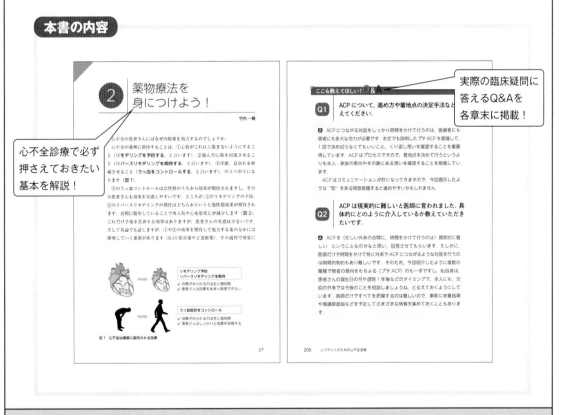

発行　**羊土社** YODOSHA　〒101-0052　東京都千代田区神田小川町2-5-1　TEL 03(5282)1211　FAX 03(5282)1212
E-mail：eigyo@yodosha.co.jp
URL：www.yodosha.co.jp/
ご注文は最寄りの書店，または小社営業部まで

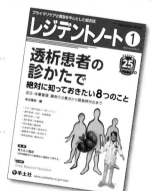
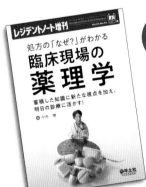

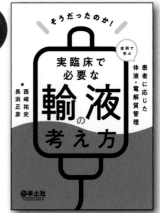

透析患者の診かたで絶対に知っておきたい8つのこと

血圧・体重管理、薬剤の注意点から緊急時対応まで

特集にあたって

末田善彦

本特集の特徴

　私が研修医であった2005年ごろ，医学関連記事に「2020年ごろには透析患者数はピークになり，その後は減少していく」との予想が書かれており，今でも記憶に残っています．しかしながらこの予想は大きく外れており，2021年の日本透析医学会の報告ではわが国の透析患者数は349,700人で，いまだ増加傾向です[1]．これは日本の人口動態の高齢化を反映しており，日頃の診療のなかでも病棟や救急外来で透析患者さんを診察する機会は多くあります．しかしながら研修医の先生方は透析患者さんと聞くと特別な対応が必要であると感じてしまい自信がないまま診療していることも多いと思います．私自身も研修医のころは透析患者さん対応のコールを受けると身構えていた記憶があります．今回の特集では『透析患者の診かたで絶対に知っておきたい8つのこと』として透析患者さん特有の問題と診療の着眼点，および具体的な対応について臨床現場の最前線で活躍されている先生方に執筆をお願いしました．今回執筆していただいた先生方は，現場で患者診療にあたり日頃から研修医指導に情熱を注いでいる先生方です．実臨床に直結するようご解説いただきましたので，ぜひこの知識を活かし透析患者さんを積極的に診ていただきたいと思います．

透析患者さんを診る際の心得

　特集の本編に入る前に，私自身が日々透析患者さんの診療で気をつけている基本姿勢をまとめておきます．

心得 1 　珍しい感染症よりもコモンな感染症を考慮に入れながらも，血液・腹膜透析，腎移植患者さんは細胞性免疫不全であることを認識しながら診療にあたるのが大事

　以前，アメリカの腎臓専門医試験の予習コースを受けていた際に腎移植患者の感染症に関する講義がありました．そのときの演者が"鉱山のカナリア"（鉱山の有毒ガスの検出に昔は鉱山にカナリアを持ち込んで，カナリアが鳴かなくなると有毒ガスの危険があると先に判断していた）のように，透析患者や腎移植患者は感染症が世間で流行する前に最初に感染するグループになると説明していました．例えば，ノロウイルスやロタウイルスによるウイルス感染性下痢症では季節的な流行がありますが最初のころに感染し始めるのが血液・腹膜透析，腎移植患者さんです．また新型コロナウイルス感染症（COVID-19）でも透析患者さんの症例が増えてくると流行期の波が来たかなと推測できます．

　また感染症に関しては血液培養も非常に重要で，従来のqSOFA（sequential organ failure assessment）などでも敗血症疑いの基準を満たしていなくても血液培養が陽性になったり，血液培養が陽性になってから熱源精査なんてこともしばしば経験します．特に糖尿病腎症で透析になっている方でこのような傾向は多いですが，これは細胞性免疫低下があり SIRS（systemic inflammatory reaponse syndrome：全身性炎症反応症候群）の状態を起こしにくい状態であるためと考えられます．グラム陰性菌のCAPD（continuous ambulatory peritoneal dialysis：連続携行式腹膜透析）腹膜炎などでも腹痛が軽度なこともあります．このようなことから，説明のつかない意識障害・意識変容，低血糖，血圧低下，低体温，カテーテルなどの挿入物がある患者さんなどでは血液培養を行うことが重要です．

心得 2 　透析患者さんの日々の透析中の透析記録は非常に重要

　透析記録には看護師などからの非常に重要な情報が書かれていることがあるので，研修医の先生も直接透析業務には関わらないかもしれないですが記録は見られるようになっておいた方がいいでしょう．例えば透析時の低血圧は患者さんの予後そのものに関わっているという報告があります．透析時低血圧にはさまざまな原因がありますが，維持透析導入時の血圧が不安定ですぐに下がってしまうときは，降圧薬を一度中止して心機能の再評価とドライウェイトの再調整を優先することで血圧が安定するケースも多いです．また透析時低血圧を繰り返す患者さんのなかには心臓の三枝病変などが隠れていることもあるので要注意です．さらに診療と直接関係ないことかもしれませんが，透析室看護師，臨床工学技師はいろいろな情報を知ってるので，悩んだりした際は質問すると彼らも喜んで教えてくれます．良好な関係を築くようにしてほしいと思います．特に経験の長い透析室看護師，臨床工学技師の気づきには私自身も学ぶことが多いです．

心得 3 透析患者の合併症に関しては透析特有のものがあるので これらは知識として知っておくのが原則

　CAPD腹膜炎やシャントトラブルなどは透析関連の合併症で，頻度は高いですが慣れておかないと対応はできません．例えば，CAPD腹膜炎において腹水の培養の出し方は非常に重要です．遠沈沈殿処理を行うことがポイントなのですが，私もこれまで腹水をそのまま培養に出してしまい陰性となり後から正しく遠沈沈殿処理で提出した培養が陽性になったというケースを何度も経験しています．初療の時点で適切な培養法で出していれば遠沈のグラム染色でも細菌が確認できることもあるので知識として知っておくのは重要です．そのほかにも多発性嚢胞腎の嚢胞感染や透析関連の合併症は知識がないと対応も難しいので本特集を通じて学んでいただきたいと思います．

心得 4 病歴，検査などから説明のつかない症状があった際には薬剤や 透析機材のアレルギー，副作用の可能性もあるので注意すること

　透析患者さんにおいては腎排泄の薬剤などでは容量調整が必要で，容量調整していても副作用が起こることはあります．抗ウイルス薬であるバラシクロビルによる意識変容などは有名ですし，セフェピムを代表とした抗菌薬による脳症なども起こりえます．透析関連の機材のアレルギー，副作用も透析に特有のものであり，透析のダイアライザーのアレルギーや酢酸不耐症といったようなものもあります．またヘパリンに伴うヘパリン起因性血小板減少症やナファモスタットによるアレルギーなどもそれなりの頻度であります．栄養管理でもアレルギーなどの可能性もあることを頭に入れながら，透析スタッフならびに薬剤師，栄養士といった他職種とも良好なコミュニケーションをとるのが重要です．

　ぜひ皆さんもこれらの基本姿勢を心がけていただき，本特集を通じて透析患者さんの診察に自信をもっていただけると幸いです．

■ 引用文献

1）花房規男, 他：わが国の慢性透析療法の現況（2021年12月31日現在）. 日本透析医学会雑誌, 55：665-723, 2022

Profile

眞田善彦（Yoshihiko Raita）

沖縄県立中部病院 腎臓内科
2005年金沢大学卒業.
卒業後は沖縄県立中部病院で研修開始，その後は離島総合病院などで勤務し2011年より沖縄県立中部病院腎臓内科，2018年にジョンズホプキンス大学で公衆衛生学修士取得，2018年よりマサチューセッツ総合病院研究員，2020年にハーバード大学より医科学修士取得．2021年に帰国して沖縄県立中部病院腎臓内科に勤務，現在に至る.
日本内科学会総合内科専門医・指導医，日本腎臓学会専門医・指導医，日本透析医学会透析専門医，公衆衛生学修士，医科学修士

日々の透析回診から得られること

杉原裕基

① 透析で一番重要なことは「体重コントロール」

② 限られた時間で効率よく回診できる環境をつくろう！

③ 患者さん側に寄り添うという原点も忘れずに

はじめに

　研修医や透析と無縁の診療科の先生方にとって透析室は近づき難い場所です．回診のコツがわかればより透析患者さんのことを理解することができるようになり，そのことが腎臓内科以外の各専門医になった際にも，透析患者さんを含めた腎不全患者さんによりよい医療を行うことにつながると確信しています．

1　透析回診時のチェック（図1, 2）

　実際の透析記録の例を図1に示します．透析回診は透析患者さんの数や透析室でのカルテ方式（紙or電子カルテ）によって，1人当たりどの程度時間がかけられるかという問題はありますが，私たち腎臓内科医はシステマティックに，順番を決めてチェックすることで効率的に情報収集/診療判断を行えるよう意識しています．決められた順番はないため，本稿では筆者が実践している方法をご紹介します（図2）．基本的な流れは一番重要な体重をまずチェック，続けてドライウェイト（dry weight：DW），血液検査の確認を行っていきます．同時に患者さんの状態や透析回路も確認します．余裕が出てきたら透析学会が発行しているガイドライン（維持血液透析ガイドライン：血液透析処方[1]）が大変秀逸なので，疑問に思ったことはまずガイドラインから参照するとよいと思います．

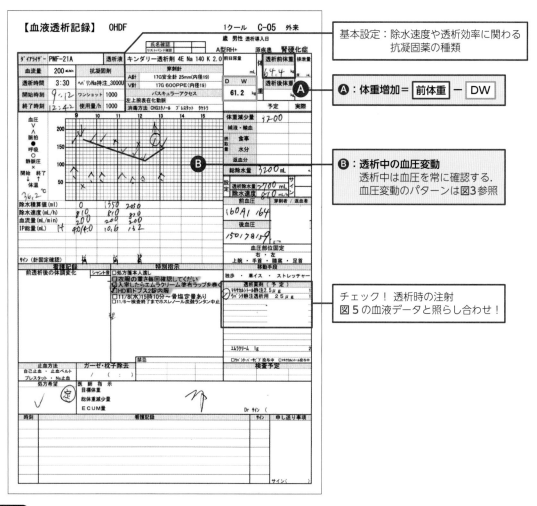

図1 透析記録の例（80歳代男性）

収縮期血圧（──）が途中低下しているが，hANP 79，ΔBVはリファレンスライン下限を下回っている．安易に体重増加で対応するのではなく，透析時間を長くしたりECUM併用して除水にかける時間を長くすることが必要と判断した．
DW：dry weight（ドライウェイト），hANP：human atrial natriuretic peptide（ヒト心房性ナトリウム利尿ペプチド），
ΔBV：Δ blood volume（循環血液量変化率），ECUM：extra corporeal ultrafiltration method（限外濾過）

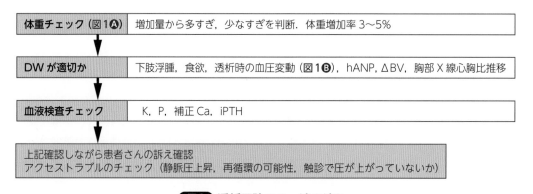

体重チェック（図1Ⓐ）	増加量から多すぎ，少なすぎを判断．体重増加率 3〜5%
DW が適切か	下肢浮腫，食欲，透析時の血圧変動（図1Ⓑ），hANP，ΔBV，胸部X線心胸比推移
血液検査チェック	K，P，補正Ca，iPTH

上記確認しながら患者さんの訴え確認
アクセストラブルのチェック（静脈圧上昇，再循環の可能性，触診で圧が上がっていないか）

図2 透析回診での一連の流れ

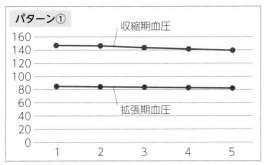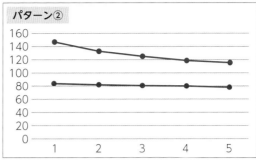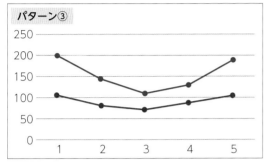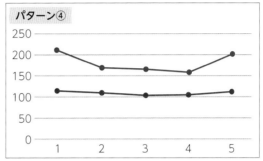

図3 透析の主な血圧変動パターン

パターン①：望ましい血圧変動パターン.
パターン②：透析が進むにつれて血圧下がるが低血圧にならない良いパターン.
パターン③：透析前後の血圧高く，途中血圧低下．予備能低く，DW再チェックが必要.
　　　　　　除水ゆっくりにするか，体重増加を抑える.
パターン④：途中血圧軽度低下するものの透析前後血圧高い．DW再考が必要.

　また，導入期と維持期とでは自尿量や残腎機能の違いがありますが，今回は維持期の管理を中心にしていることもご了承ください．すなわち，腎臓内科ローテート中に指導医から「透析回診お願いね」といわれている場面を想定しています.

　基本的に維持透析中の患者さんは導入期から時間が経過すれば無尿に近づいていくため，口から摂取したものがダイレクトに体重増加や血液検査へ影響していきます.

　1つずつ見ていきましょう.

2　体重変化

1）基礎体重

　透析患者さんはドライウェイト（dry weight：DW）というベース体重が設定されており，透析後はDWになるように除水を行っていきます．ただ，季節による身体状態の変動や体調の変化などによりDWは常に変動していきます．「維持血液透析ガイドライン：血液透析処方」[1] ではDWの設定は患者のQOLと予後を左右するとされています．確かに不調はDWからといっても過言ではないシチュエーションを度々経験します．回診では主に胸部X線やhANP（BNP）の値からDWの適正・不適正を総合判断します．透析中の血圧変動のモニタリングも重要です（図3）．最近は透析装置に実装されているブラッドボリューム

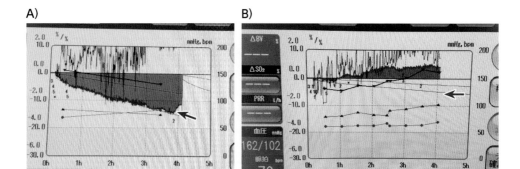

図4 透析装置のブラッドボリューム（BV）計

Aは△BV波形がリファレンスエリアに入っており（→）除水が順調に推移していることを示している．
Bは△BV波形が上を向いており（→），除水強化できる可能性を示唆している（必ずしもこれだけをもっ
てDWが不適切であるとすることはできないことに留意．DWは総合判断が必要である）．

（blood volume：BV）計により△BV波形を確認することで現状の除水状況をリアルタイムで監視できるようになりました（図4）．そのほかにもDWの適切性を確認する方法はいくつかありますが，あくまでも回診でクイックアクセスできるものを意識しましょう．△BVについては，透析中の波形がリファレンスエリア内にあることが基本になります（透析室の技師さんが詳しいです！）．

「DWが不適切」な場合として体液量過少と体液量過剰に分けられますが，体液量過少の場合は透析後半に血圧が低下したり，足が攣ったりすることがあります．体液量過剰の場合は，いわゆる慢性心不全の状態になるため，漠然とした食欲低下が起こり，本来のDWから少しずつどんどんずれていってしまい悪循環に陥ります．そのため早期に発見し，是正する必要があります．回診時に下肢の浮腫をチェックしていくことも良いと思います（浮腫がある場合はDWが不適切な場合が多い）．

食欲低下・食事摂取量が低下すると，透析前の体重増加が少なくなるため，気がつくきっかけになります．日本には四季があり，食事が変化します．食事の偏りがDWの変動を生み出す可能性があり，筆者はとりわけ昨今気温上昇中の夏の体重変動に注意を払っています（私見ですが，暑いと麺類や水分が多くなるだけで，実質的に痩せていく方が目立ちます）．

私個人の方法としては，回診時に個々の透析時バイタル（体重増加）とhANPを確認し，少しでも違和感を感じたら，心胸比＋△BV＋下肢浮腫チェック＋食欲・胃腸症状の聴取を一気に行います．ARBに代わり，エンレスト®（サクビトリルバルサルタン）が使用される場面が増えてきているかと思われますが，同薬剤はhANP（BNP）が上昇してしまう患者さんがいることから，より多角的な情報が必要になってきていると感じています．心エコーや生体電気インピーダンス法についても併せて考慮するとよいでしょう．**DWをどの程度調整する必要があるかを最初から推定しておくことや，目標値をスタッフと共有することが重要**です．

検査項目	透析	2?	10?	202?	2023.	2023/(	023/06	23/0?
T.P（総蛋白）	前	6.4	6.0		6.4	6.1	6.2	6.5
	後	7.8	6.9		7.3	7.1	7.4	7.7
AST（GOT）	前	15	14		14	14	13	16
ALT（GPT）	前	6	5		5	5	5	7
ALP	前	40	38		39	41	39	42
Na	前	139	136		137	137	136	137
	後	140	140		140	140	139	140
Cl	前	103	103		104	103	103	104
	後	104	105		104	105	105	104
K（カリウム）	前	4.97	5.77		4.67	5.84	6.06	4.91
	後	2.78	3.01		2.87	3.08	2.94	2.97
Ca（カルシウム）	前	8.9	8.3		8.6	8.4	8.4	8.6
	後	9.4	9.2		9.3	9.3	9.5	9.4
Mg	前	2.9			2.4		2.7	
P（リン）	前	5.8	5.9		4.9	5.0	6.9	5.6
	後	1.6	1.7		1.6	1.8	1.8	1.7
UA（尿酸）	前	7.4	6.7		7.6	6.9	7.4	7.3
	後	0.8	1.0		1.0	1.0	1.0	1.0
BUN（尿素窒素）	前	46	49		47	51	54	49
	後	6	8		7	8	8	8
Cr（クレアチニン）	前	10.70	10.11		10.67	10.12	10.30	10.34
	後	2.19	2.14		2.34	2.29	2.25	2.29
HGB（血色素）	前	10.6	10.3		10.2	10.3	10.3	10.7
Ht（ヘマトクリット）	前	33.0	33.0		32.1	32.6	32.4	34.5
RBC（赤血球）	前	364	366		363	368	369	393
WBC（白血球）	前	43	55		48	51	48	50
Plt（血小板）	前	25.8	21.7		26.2	26.5	25.2	29.8
MCV	前	90.7	90.2		88.4	88.6	87.8	87.8
MCH	前	29.1	28.1		28.1	28.0	27.9	27.2
MCHC	前	32.1	31.2		31.8	31.6	31.8	31.0
Fe（血清鉄）	前	34			94		30	
フェリチン	前	36.2			50.2		30.3	
PTH-インタクト（旧E3）	前	73.0			94.0		100.0	
アルブミン	前	3.4	3.2		3.2	3.1	3.1	3.3
HANP	後				47.6			
BNP・脳性Na利尿ペプチド	前	96.7						

表　主な検査指標

主な検査項目	目標値
hANP （pg/mL）	50〜100
iPTH （pg/mL）	60〜240
Ca （mg/dL）	8.4〜10.0
P （mg/dL）	3.5〜6.0
K （mEq/L）	3.5〜5.5
Hb （g/dL）	10.0〜12.0
フェリチン （ng/mL）	100付近
β2MG （mg/L）	25〜30未満

各種ガイドラインを参考に作成.

図5　透析患者さんの血液データ表
当院で使用している血液データ表の1枚目.
1枚目には最小必要な情報を選択しており,
透析ベッドにカルテが置いてあり, 毎回の
回診で時系列データへのできるだけ早いア
クセスが可能になっている.

2）透析間体重増加

透析間の体重増加については, 中1日の場合はDWの3％. 中2日の場合はDWの5〜6％以内に体重増加が収まっていることが望ましいとされており, 患者さんの回診ではその範囲内に収まっているか確認します. 体重増加が1％以下など極端に少ない場合は, 食欲不振や胃腸症状, 下痢などの症状がないかどうかを確認するきっかけになります.

3　透析定期採血

透析では月1〜2回の定期採血が行われていますが, 時系列でのデータ推移をみることが重要です. 電子カルテでは採血結果の抽出が容易にできるようになっており, 当院では採血結果が見やすくなるように工夫され, 患者さんの透析経過記録とともにファイリングされています（図5）. 私は透析回診した患者さんすべてでhANP→Hb→フェリチン, 鉄→Ca（Alb補正）, P, iPTH→K, Cre, BUNのようにルーチンチェックしており, 補正が必要な場合は優先順位を決めて少しずつ行っています. 透析ごとにチェックすることで, 見落としが少なくなりますし, 定期採血後に大量の変更点が集中することを少しでも抑えられ, また, アクションに対して数値が変動していく感覚を身につけやすくできると思います.

主な採血の目標値については表を参照してください.

1）Hb

Hbを決定する要素は主に鉄と造血剤（ESA製剤，HIF-PF阻害薬）になります．基本的にフェリチンが100 ng/mL以下の場合は鉄補充を検討します．近年は，リオナ®，ピートル®といった鉄含有P吸着薬があり，マイルドな鉄補充も可能となっています．『慢性腎臓病患者における腎性貧血治療のガイドライン[2]』ではフェジン®40 mg静注は週1回で13回投与まででいったん区切ること，フェリチンが300 ng/mLを超えないことが推奨されています．鉄が充足されている状態ではESA製剤の開始や増量を行います．

2）P，Ca，iPTH

筆者もこの検査値に慣れるまでに時間がかかりました．Pは食事指導/透析効率アップ（主に長時間化）/P吸着薬で主にコントロール，Caは沈降炭酸カルシウムとVitD製剤でコントロール，iPTHはカルシウム受容体作動薬〔エテルカルセチド（パーサビブ®）や，ウパシカルセト（ウパシタ®），エボカルセト（オルケディア®）〕でコントロール，というように各要素を分解してコントロールするイメージをもつ方が，早く理解できるかと思います（各薬剤で副次的に上がる下がるという点を考えないようにする）．注意点として，カルシウム受容体作動薬が投与開始された直後はCaが低下しますが，数カ月経過するとCaが上昇してくるため，後々に高Ca血症に留意することを覚えておいてください．

P吸着薬は食欲不振や軟便/便秘などの胃腸症状を起こす場合が多々あり，開始したのにPが下がっていないときには，内服が自己中断されていないかを確認する必要があります．新規の吸着薬を処方する際，「P吸着薬は軟便になったり胃腸の症状が出ることがあるので，何か困った症状が出たらすぐにスタッフに伝えてくださいね」とあらかじめ説明することでアドヒアランスが向上すると思います．幸い，P吸着薬の種類は多数あり，新規作用機序のP降下薬の上市も今後期待されていることから，患者さんの体に合った薬剤を選びたいところです．透析を長時間化していく方法も忘れがちなので選択肢として提示したいところです．

4 バスキュラーアクセス管理

バスキュラーアクセスは，できるだけ長く適正透析を行うための道具であるという認識が必要です．

1）シャント

血液透析では脱血と返血の2カ所穿刺する必要があるため，シャントでは全体を俯瞰して，どの部分から脱血可能であるかの認識が必要です．枝分かれが多い血管であれば，枝分かれ後の脱血は血流が分散するため，狭窄部位がなくとも脱血可能な血流に限界があります．「どの部分に穿刺すればこの程度の血流がとれる」という，電気の並列回路のような思考が必要になります．全体を流れる血流や血管抵抗指数（resistance Index：RI）は昨今

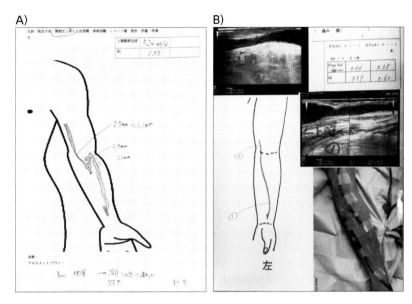

図6 ● シャントマップの活用
　シャント血流（上腕動脈血流）や血管抵抗指数（RI）の記録．どの部分が狭窄している
かの情報が記入されています（A：筆者，B：当院技師による）．

のエコー機器の普及により容易に測定することが可能になっています（機器により測定差
が話題になることもあります）．**測定した血流・RIと触診で感じる圧やスリル，聴診をくり
返し相互比較することが最も重要**です．限られた時間のなかでは，洗練された触診が一番
効率的です．血液検査の時系列で前後採血でのCre/BUN上昇している場合に，溶質除去
能の低下および再循環を疑います．エコー評価や技師さんを中心としたバスキュラーアク
セス管理が広まってきたことで，シャント不全が早期に発見され，再循環に気を配る場面
が減ってきたように感じます（図6）．

2）シャント以外のアクセス

　動脈表在化，長期留置カテーテルがあります．動脈表在化はEF 40％を切ったり，拡張
障害により透析中に血圧が下がりやすい場合などで選択されます．コントロール不良な心
不全患者さんでは循環器科医師と相談のうえ，シャント閉鎖し動脈表在化に切り替える場
面もあるかと思います．透析患者さんの慢性心不全や運動耐用能低下時にシャント血流に
よる心負荷の可能性も鑑別に入れておきましょう．シャント化されていない静脈は荒廃し
やすいため返血穿刺時にエコー下穿刺が必要になることもあります．脱血（動脈側）に使う
穿刺針は血管劣化を防ぐため，できるだけ細いゲージで行うことを考慮しましょう（17G
でも血圧次第ですが実血流200〜300 mL/分が得られます）．

　長期留置カテーテルは穿刺が難しい場合に選択されます．閉塞や感染対策が長期に使用
するうえで重要になってきます．上肢でも深部静脈を用いたシャントや大腿動静脈シャン
トが選択可能なこともあるため，いずれの手段もとれない最終的な位置づけになるかと思
います．筆者は血管が乏しい場合は，上腕動脈表在化＋上腕-深部静脈シャント表在化を

選択する場面が多いです．アクセス血管の選択には透析導入年齢から，平均的に何年程度透析を続けていけるかという観点も重要と思います．

血管手術・腹膜透析関連手術を行える腎臓内科医はインターベンショナルネフロロジストと呼ばれ，適切なタイミングでの手術や，穿刺を意識した手術が可能になり，少しでも多くの若手の腎臓内科の先生が目指してほしいと考えています．

おわりに

透析は医者人生において近づき難い分野であると思いますが，透析患者数は約35万人（2021年）と多く，腎臓内科でなくともどこかでかかわる可能性があります．透析が理由でさまざまな治療が適応外と判断される場面を減らせれば有難く思います．

参考文献

1）日本透析医学会：維持血液透析ガイドライン：血液透析処方．日本透析医学会雑誌，46，587-632，2013
2）日本透析医学会：2015年版 日本透析医学会 慢性腎臓病患者における腎性貧血治療のガイドライン．日本透析医学会雑誌，49，89-158，2016
　https://www.jsdt.or.jp/dialysis/2094.html
3）日本透析医学会 会員用ホームページ：専門研修指導マニュアル［第5版］
　↑透析の管理についてさらに深く知りたい方は，ぜひ透析学会入会している上級医の先生にお願いして一緒に読みましょう！

Profile

杉原裕基（Hiroki Sugihara）

JCHO 千葉病院 腎臓内科
研修医時代は外科手技が向いていないと考えていました．今では腎生検，シャント手術全般，腹膜透析カテーテル手術などを行っていて，全く想像してなかった姿です．若手医師の育成もしていきたいと考えていますが，若手医師（募集中）が不在です…．当院には電子顕微鏡（?!）があります！

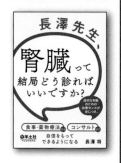

透析患者の血圧・体重管理のこと

新里勇樹，座間味 亮

① 透析患者における高血圧の原因の多くは体液量過剰である

② 体液量評価のために身体所見，画像（胸部X線写真，心エコー），血液検査などさまざまなツールを利用し，適正体重まで除水を行う

③ 血液透析は非生理的な血行動態であり，また透析患者に多い基礎疾患からも，低血圧をきたしやすい治療である．透析患者ならではの血圧低下の原因や対応について把握することは重要である

はじめに

　　透析患者において適切な降圧療法は死亡率を低下させることがわかっていますが，至適な血圧目標や降圧薬の種類についてはいまだに不明な点が多いのが現状です．また，透析患者では週3回，1回4〜5時間で1週間分の余剰体液を除去するという特殊性から，血圧測定法，ドライウェイト（dry weight：DW）の設定，透析中低血圧の発生など，さまざまなことを考慮する必要があります．本稿では透析患者の血圧管理について概説します．

1 透析患者の高血圧について

1）血液透析患者の血圧測定法

　　透析患者ではどのタイミングの血圧を見てコントロールするか，ということから考える必要があります．血圧は体液量に比例しますので，透析前は体液量が多く血圧が過大評価になり，透析後は過小評価となる可能性があるためです．その一方，透析前後の血圧は心血管イベントの発症との関連が低いという報告も多く，コントロール目標には使いづらい

です．現在，推奨されている血圧測定法は44時間自由行動下血圧測定（ambulatory blood pressure monitoring：ABPM）であり，より正確に心血管リスクを予測できることが報告されています．しかし，連日測定することは困難ですので，ABPMとの相関が高いと報告されている1日2回の家庭血圧を指標とすることが現実的で，広く用いられています[1]．

ここがポイント
血液透析患者では血圧コントロールのために家庭血圧を把握しよう！

2）血液透析患者の降圧目標

本態性高血圧患者と異なり，透析患者の至適血圧についてははっきりと定まった基準はありません．本邦の透析患者からのデータでは収縮期，拡張期血圧ともに死亡率とU字型の関係を示すことがわかっています[2]．透析患者の血圧目標は140/90 mmHg以下が目安とされていますが，確固たるエビデンスに基づいた降圧目標は不明です．そのため，併存疾患や透析中血圧などを考慮し，個別に降圧目標を設定する必要があります．

3）血液透析患者の血圧コントロール

血液透析患者における高血圧の原因は，古典的な要因だけでなく腎不全患者特有の要因も加わるため複雑です（図1）．そのなかでも**体液量過剰による血圧上昇が非常に重要**であり，適切な体液量管理により血圧の改善が期待できます．特に，血液透析がはじまって間もない患者のほとんどは体液量過剰であり，**適切な"ドライウェイト（DW）"を設定し，しっかり除水を進める必要があります**．

❶ DWの設定と評価

ここで，DWとは「体液量が適正であり透析中の過度の血圧低下を生ずることなく，かつ長期的にも心血管系への負担が少ない体重」とされています．「適正な体液量」は，家庭血圧や身体所見，画像，血液検査から総合的に設定します．

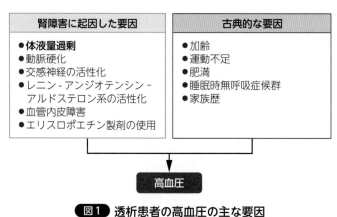

図1 透析患者の高血圧の主な要因
文献3を参考に作成．

① 身体所見, 胸部X線

　浮腫の有無, 胸部聴診でのラ音の有無は, 感度は低いものの, 簡便な体液量過剰を示唆する身体所見といえます. 胸部X線での心胸郭比（男性50％以下, 女性53％以下）, 胸水や肺うっ血がないこともDW設定の参考となります[4].

② 超音波検査

　また透析患者におけるPOCUS（point of care ultrasound）として, IVC（inferior vena cava：下大静脈）径や肺エコーも重要です（図2, 3）. IVC径の測定方法は, 患者を仰臥位にし, 右心房との接合部から1〜2 cmの位置で長軸像を描出し, sniff（鼻をすする動作）を行ってもらいます. IVC直径≦2.1 cmかつ呼吸性変動＞50％のときは右房圧3 mmHg以下, IVC直径＞2.1 cmかつ呼吸性変動＜50％のときは15 mmHg以上, 直径・呼吸性変動がいずれも満たさないときは8 mmHg程度とされています（表1）. 注意点は若いスポーツマンではIVC直径が拡張気味であること, 人工呼吸管理下では呼吸性変動がなくなることです[5]. さらに, 肺エコーにおけるBラインを指標に除水量を検討した前向き介入試験（LUST trial）では, Bラインを指標にした群では非代償性心不全の再発と心血

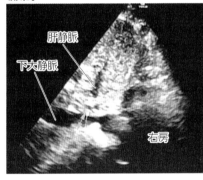 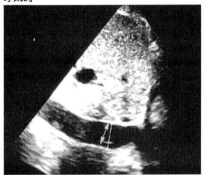

吸気時　　　　　　　　　　　　　呼気時

肝静脈
下大静脈
右房

図2 IVC直径の測定
下大静脈と肝静脈の合流部を目安にIVC直径を測定し, 吸気／呼気時のIVC径（◄──►）を測定, 右房圧を推定する.

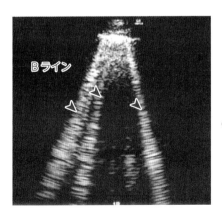

Bライン

図3 肺エコーでみられるBライン
プローブを肋骨に対して水平に当て, 肋間から肺を描出すると, 臓側胸膜面から最深部まで減衰せずにみられ, 呼吸により左右に動いて見えるのがBラインである. 肺水腫のほかに肺炎でもみられる所見である.

表1 下大静脈径・呼吸性変動からの右房圧の推定

下大静脈径	呼吸性変動	推定右房圧
> 2.1 cm	< 50 %	15 mmHg
	> 50 %	8 mmHg
≦ 2.1 cm	< 50 %	
	> 50 %	3 mmHg

管イベントの発生を減らす結果となりました．一方，心筋梗塞や不安定狭心症の既往など心血管イベントの高リスク群を除外したサブスタディでは，肺エコー群ではむしろ透析中低血圧をわずかに減らしつつ，家庭血圧を下げる結果となっており，肺エコーの有用性が示唆されています[6]．

③ 血液検査，そのほか

血液検査では，BNP（brain natriuretic peptide：脳性ナトリウム利尿ペプチド）やhANP（human atrial natriuretic peptide：ヒト心房性ナトリウム利尿ペプチド）は体液量増加に伴い高値となります．hANPに関しては，50 ～ 100 pg/mL以下がDWの目安とされています[4]．

そのほか，生体インピーダンス分光法（bioimpedance spectroscopy）で，生体内の電気抵抗の違いから脂肪や筋肉量を推定する装置もあり，指標となります．

 ここがポイント
さまざまな指標を組合わせて体液量を評価しましょう．

④ 体液評価の際の注意点

ただし，上記の評価方法で異常があったとしても「体液量過剰」以外に原因があるかもしれません．例えば，浮腫の原因として血栓症や蜂窩織炎などもありますし，肺高血圧の影響で右房圧が上昇し，IVCの緊満をきたしていることもあります．BNP，hANPは心疾患があればそれだけでも上昇します．どれか1つで評価するのではなく，患者一人ひとりに合わせて，指標を組合わせてDWを設定することが大事です．また，DWは常に変化しているため，定期的に評価を行う必要があります．特に，入院患者の場合は，絶食や食事量低下，廃用症候群などで筋肉量，脂肪量の低下からDWの下方修正が必要となることが多くあります．

 ここがピットフォール
DWは常に変化している．くり返し評価することが大事．特に入院中の急性期の患者のDWの評価は重要．

❷ DW までの除水

体液量が多いと判断した場合は，透析ごとに透析後体重を前回の透析後体重から0.3～0.5 kgを目安に毎回DWが適切になるまで減量していきます．自律神経障害や心機能障害のある患者さんの場合，急な除水により血圧低下が起こりやすいため，より少量ずつ減量します．限られた透析時間で除水量が多いと透析中血圧低下をきたしやすいため，**透析間の体重増加を抑えるように塩分制限（6 g未満）や飲水制限の指導は大変重要**です．透析間体重増加の目安として，中1日ではDWの3％以内，中2日では5％以内に増加を抑えるよう指導します．また，体重増加が大きいときには透析時間を延長し時間当たりの除水量を減らすなどの工夫も必要となります．

透析導入時すでに降圧薬が複数処方されている場合が多いですが，「適正体液量」に達する前に，透析中の血圧低下があるようなら降圧薬の減量や中止を行い，DWの調整を優先させます．

❸ DW 到達後も高血圧が続く場合

体液量が正常域に達しても血圧高値の場合には，降圧薬の開始や増量を行います．透析患者に対する降圧薬に関してはクラスエフェクトに関するエビデンスが乏しく，一般的に高血圧治療で使われているようなカルシウム受容体拮抗薬，β遮断薬，ARB/ACE阻害薬を使用します．尿量が保たれている患者では利尿薬を開始・増量することにより透析間体重増加を抑えられる可能性があります．

降圧薬使用の際にはその薬剤の透析性や，ダイアライザーとの反応性に注意する必要があります．特にACE阻害薬内服下でAN69膜というダイアライザーを使用するとアナフィラキシーを呈することがありますので，AN69膜を使用する際には，ACE阻害薬を内服していないか確認しましょう．

【処方例】
アテノロール 25 mg 1回1錠 透析後 週3回
ニフェジピンCR10 mg 1回1錠 1日1回 朝食後　など

２ 透析患者の低血圧について

1）透析患者の低血圧

透析中低血圧の定義はKidney Disease Outcomes Quality Initiative（KDOQI）によると「透析中に収縮期血圧が20 mmHg以上の低下または症状を伴う平均血圧10 mmHg以上の低下」とされています．透析中低血圧はバスキュラーアクセスの血栓形成，不十分な透析治療，心血管疾患や死亡率の増加，残腎機能の喪失に関連しています[7]．

　糖尿病性腎症による末期腎不全で5年前から血液透析を行っている70歳代の男性Aさん，普段は問題なく透析治療も行えています．本日は中2日の定期透析で来院しました．週末に食事会があって体重の増えは多かったようです．通常通りにシャント穿刺し血液透析が開始されました．回診も無事終え，医局の椅子に腰を下ろしたタイミングで，血相を変えた看護師が走ってきて，「先生！ Aさんの血圧が下がっています！」そう告げるのでした．

❶ 透析中の低血圧 （緊急編）

　初期対応としてバイタルや意識レベルの確認を行い，心肺停止ならACLS （advanced cardiovascular life support） に準じて心肺蘇生を開始します．その際，透析はすみやかに中止し返血を行います．心肺停止，またはそれに準じた状態でないなら，まずは除水を中止し，下肢挙上を行い，それでも改善ない場合は細胞外液の補液を行います （表2）．同時に，血圧低下をもたらした原因について鑑別を行います．透析患者では虚血性心疾患を発症しても症状が乏しいなど非典型的な経過をとる場合も多いため，心電図はルーチンでとってもいいでしょう．

　Aさんのもとへ駆けつけると，欠神 （あくび） はあるものの意識レベルはクリア，収縮期血圧は80 mmHg台まで低下していました．すぐに，除水を停止し，下肢挙上を行い，生食100 mL投与をすると血圧改善がみられました．透析経過表を確認すると，体重増加が多いために，普段よりも時間当たりの除水速度が速く設定されていました．血圧が改善していることを確認し，少量から除水を再開，徐々に速度を上げていくことにしました．また，通常の4時間での除水は困難なため，透析時間を5時間へ延長し，無事DWまで除水を行いました．

❷ 透析中の常時低血圧

　血圧は以下の式で表すことができます．

$$BP \propto 心拍出量 \times 末梢血管抵抗$$

　この式で示されているように，血圧規定因子は ① 心拍出量 （循環血漿量，心機能），② 末梢血管抵抗の2つですので，透析時低血圧が起こった場合はこの2つを軸に考えると理解しやすく鑑別漏れを防げます．図4，表3にそれぞれの鑑別ならびに対応について記

表2　血圧低下時の初期対応

① 除水の停止
② 仰臥位にし，下肢挙上
③ 補液 （生理食塩水100 mL程度）
④ 酸素投与
⑤ 改善ある場合は，低速度から除水を再開

※図4，表3に示すような原因検索を並行して行う．

します．不適切な DW 設定および透析間体重増加が多いことに起因していることが一番多いので，まずは体液量の評価を行います．降圧薬に関しては透析前の降圧薬中止も有効です．それでも改善ない場合，特に糖尿病患者などで自律神経障害がある場合には透析前に昇圧薬内服を検討します．一般的に使用されているのはミドドリン（α1アドレナリン作動薬）で，透析開始の15〜30分前に2 mg を内服します．血液濾過透析は血液透析と比較して透析中低血圧を予防するという報告もあり考慮されます[1]．また，透析中のみ昇圧薬（ノルアドレナリンなど）を静注で使用することもあります．

透析患者の高い心血管疾患リスクを考慮すると，胸痛などの典型的な症状がなくても，心筋虚血の除外は重要です．そのような対応を行ったうえでも透析中の血圧が保てず，除水が行えない場合などは，血行動態的な変化が起こりにくい腹膜透析への移行を検討することもあります．

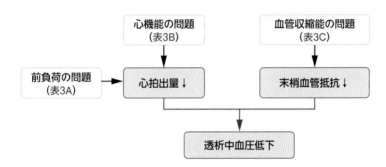

図4　透析中の血圧低下の原因

表3　透析中の血圧低下への対応

A. 前負荷の問題	対応
不適正な DW	DW の再評価
除水速度が速い	透析時間の延長や回数の追加 透析間の体重増加抑制（塩分・水分制限，利尿薬の使用）
血液の喪失	出血の評価，ダイアライザー容積の変更

B. 心機能の問題	対応
心不全，弁膜症，不整脈など	心機能評価（聴診，心電図，超音波検査など）

C. 血管収縮能の問題	対応
降圧薬の使用	減量や中止
自律神経障害	仰臥位での透析
深部体温の上昇	透析液の温度を下げる
感染症	感染症の治療，昇圧薬の使用
アレルギー反応	薬剤やダイアライザーの変更
貧血	出血有無の評価，輸血，エリスロポエチン製剤の使用，鉄の補充

3 腹膜透析患者の対応

　腹膜透析においても血圧目標や治療戦略は血液透析と同様です.

　除水量を増やす手段として, イコデキストリン含有の透析液使用, 腹膜透過性が亢進した状態では1回の透析液貯留時間を減らし交換回数を増やす, またはAPD（automated peritoneal dialysis）を使用する, 利尿薬の使用があります. 降圧薬については, ARB/ACE阻害薬使用が残腎機能保持に有効とする報告もあります[8].

おわりに

　腎臓は24時間365日働いており, 各臓器からフィードバックを受け常に体液量を正常に保っている臓器です. 透析患者ではその機構が破綻しているうえに, 1週間にたった12時間で体液量を正常に戻さなければなりません. さらに透析患者は心機能低下している患者や糖尿病患者が多く, 適切なDWの設定に難渋し, 血圧が安定しないことも多いのが現状です. そのため個別に血圧目標を設定し, 患者さん一人ひとりに最善の血圧コントロールが行われることが重要です.

引用文献

1) Flythe JE, et al：Blood pressure and volume management in dialysis：conclusions from a Kidney Disease：Improving Global Outcomes（KDIGO）Controversies Conference. Kidney Int, 97：861-876, 2020（PMID：32278617）

2) Inaba M, et al：Association of blood pressure with all-cause mortality and stroke in Japanese hemodialysis patients：the Japan Dialysis Outcomes and Practice Pattern Study. Hemodial Int, 18：607-615, 2014（PMID：24629041）

3) Bansal N, et al：Hypertension in Patients Treated With In-Center Maintenance Hemodialysis：Current Evidence and Future Opportunities：A Scientific Statement From the American Heart Association. Hypertension, 80：e112-e122, 2023（PMID：37092336）

4) 日本透析医学会：血液透析患者における心血管合併症の評価と治療に関するガイドライン. 日本透析医学会雑誌, 44：337-425, 2011

5) Lang RM, et al：Recommendations for cardiac chamber quantification by echocardiography in adults：an update from the American Society of Echocardiography and the European Association of Cardiovascular Imaging. J Am Soc Echocardiogr, 28：1-39.e14, 2015（PMID：25559473）

6) Loutradis C, et al：The effect of dry-weight reduction guided by lung ultrasound on ambulatory blood pressure in hemodialysis patients：a randomized controlled trial. Kidney Int, 95：1505-1513, 2019（PMID：31027889）

7) Reeves PB & Mc Causland FR：Mechanisms, Clinical Implications, and Treatment of Intradialytic Hypotension. Clin J Am Soc Nephrol, 13：1297-1303, 2018（PMID：29483138）

8) Vaios V, et al：Assessment and Management of Hypertension among Patients on Peritoneal Dialysis. Clin J Am Soc Nephrol, 14：297-305, 2019（PMID：30341090）

Profile

新里勇樹（Yuki Shinzato）

琉球大学病院 第三内科（循環器・腎臓・神経内科学）
専門：腎臓内科
沖縄の文化や自然に触れつつ，琉球大学病院で腎臓内科として一緒に
働くメンバーを心よりお待ちしております．初期，後期研修にかかわ
らず，腎臓内科に少しでも興味のある方は是非，
琉球大学 第三内科ホームページをご覧ください.
https://naika3.skr.u-ryukyu.ac.jp/（二次元コード
参照）

座間味 亮（Ryo Zamami）

琉球大学病院 第三内科（循環器・腎臓・神経内科学）

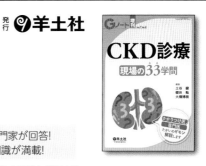

透析患者への薬のこと

鈴木康倫

① まずは今診ている患者さんが透析をしていることを把握しよう

② "どのような"透析をしているかによって薬の使い方が変わる場合があることを知る

③ 各論の知識は膨大であり，困ったら専門家である薬剤師や透析医に相談を！

はじめに

　本稿のメッセージは「くすりはリスク」という言葉に尽きます．研修医/非専門医が透析患者にかかわる場面は，救急外来や担当患者がたまたま透析しているという状況などと思われます．忙しい診療現場にあっても，**処方オーダーする前に患者背景と適応をよく考え，用法・用量を調べること，自信がなければ薬剤師や透析担当医へ相談・確認すること**が重要です．薬に関する知識は膨大です．覚えようとせず，毎回調べて確認しましょう．

　本稿では架空（であってほしい…）のコワい症例が続きますが，診療の基本原則さえ守れば大きく踏み外すことはありません．初期研修の2年間で身につけた診療スタイルが今後の医師人生を決めますので，地道に丁寧に研修を続けていきましょう．

症例1

　80歳女性，週3回血液透析のため通院中．月曜朝に意識障害で救急搬送されてきた．家族によれば土曜日に近医皮膚科で帯状疱疹と診断され，アシクロビル錠（ゾビラックス®）1回800 mg 1日3回を処方され内服していたという．血液透析の継続で改善し，アシクロビル脳症と判断した．

＊血液透析患者におけるアシクロビルの投与量は体重40 kg未満の場合，1日1回400 mg．

　50歳男性，月1回腹膜透析のため通院中．近医歯科で抜歯された際にセフジニル（セフゾン®）1回100 mg 1日3回 3日分を処方され内服したことを再診日に確認した．特に副作用はなかった．

＊透析患者におけるセフジニルの投与量は1日1回100 mg.

1 まずは患者背景を確認しよう

1）透析していることを知る

　　自分の診ている患者さんが透析を受けていると知ることが診療の前提です．冒頭から「当たり前のことを…」と思われたかもしれませんが，臨床は当たり前のことを外さないことが重要です．

　　『腎臓とくすり』というテーマについて薬剤の観点から考えるのは以下の2点です．

　① 腎臓を悪くする薬
　② 腎臓が悪いと使い方を変えなければいけない薬

　　透析患者においてはほぼ後者に留意することになります．"ほぼ"，と書いた理由は後述します．

　　透析しているかどうかは背景情報を聞くか，身体所見で内シャントや腹膜透析カテーテルを確認すれば容易に把握できます．まずはここからです．自分がどのような患者さんに対峙しているか，常に関心をもちましょう．

　　症例1，症例2のような状況に遭遇したことのない透析医はいないと思います．筆者の感覚ではかなりの"あるある"で連月遭遇しても驚きません．おそらく処方医は，該当患者が透析していることを聴取していなかった可能性が高いです．症例1では可逆的な副作用，症例2では何事も起こらなかったのですが，すべては偶然です．"たまたま"重篤かつ不可逆的な副作用をきたし，カルテを紐解くとあなたの名前で常用量にてオーダーされていたとしたら…想像するだけでも恐ろしいですね．

ここがピットフォール
決して患者背景を把握せずに処方を出してはいけない！

2）"どんな"透析状況かを知る

　　透析していることさえわかれば一律に用法・用量が決められるわけではありません．血液透析（hemodialysis：HD），腹膜透析（peritoneal dialysis：PD）に加えて，持続的血液濾過透析（continuous hemodialysis filtration：CHDF）とでクリアランスが異なり（表1）[1]，したがって薬剤投与量が大きく異なる薬剤もあります（表2）．実際の投与量に

ついては『サンフォード感染症治療ガイド』[2]や『腎機能別薬剤投与量 POCKET BOOK』（日本腎臓病薬物療法学会）[3]，白鷺病院ホームページ（透析患者に対する投薬ガイドライン）[4]などで毎回確認しましょう．専門的にはとても深い話になりますので，調べきれない・自信がないときは必ず薬剤師か透析担当医へ相談してください．

　なお透析＝腎機能の廃絶，とは限りません．血液透析の導入後早期例や腹膜透析例では保存期腎不全が続いているとみる透析医は多いです．非ステロイド性抗炎症薬（non-steroidal anti-inflammatory drug：NSAIDs）の定期内服指示は禁忌ではありませんが，専門医としては安易な長期処方は避けてほしいと考えています．

 ここがポイント

　"透析"は皆同じ，ではなく多様性がある！用法・用量がわからなければ専門家に聞くこと！

【Memo】
　筆者は学生時代に大リーガー医の指導を受ける機会がありました．症例をプレゼンテーションすると決まって「Drug book は見たのか？　薬剤副作用による症状の可能性は絶対にないのか？　今開きなさい！」と言われ，先に進むことを許されませんでした…．薬を使う際には石橋をくり返し叩くぐらい慎重に対応しましょう．

表1 血液透析，腹膜透析，持続的血液濾過透析の特徴と投与設計のポイント

	血液透析（HD）	腹膜透析（PD）	持続的血液濾過透析（CHDF）
間欠的/持続的	間欠的	持続的	
透析時間	4時間×3回/週	24時間/日	
投与量（CCr換算）	10～15 mL/分	＜10 mL/分	10～50 mL/分
投与タイミング	原則HD後に投与	任意のタイミングで投与可	
残存腎機能の影響	通常は無視できる程度※	残存腎機能が無視できないケースが少なくない	
初回投与量	・抗菌薬など薬効発現を急ぐ場合は腎機能正常者と同量投与 ・急がない場合は過量投与を避けるため初回から減量して投与することも可		

文献1 p.275, 表1より抜粋して転載．※を追加．
※通常は無視できる程度だが，導入早期には注意したい．

表2 腎障害のある成人患者への投与量（例：セファゾリン）

腎機能正常	血液透析（HD）	腹膜透析（PD）	持続的血液濾過透析（CHDF）
1～2 g 静注 8時間ごと	0.5～1 g 静注24時間ごと（透析日は透析後投与）．外来患者では月曜/水曜に透析後2 g，金曜に透析後3 g	0.5 g 静注 12時間ごと	1～2 g静注12時間ごと

文献2を参考に作成．

2 少なくとも禁忌を踏まない

薬剤を選ぶ際には，腎機能低下患者に禁忌であるものは真っ先に選択肢から外して考える必要があります．表3へ主な薬剤を列挙しました．見慣れた薬も多いと思いますのでぜひ一度確認してください．

3 透析患者はポリファーマシーの割合が高い

高血圧，腎性貧血，骨ミネラル代謝異常，高カリウム血症，便秘，動脈硬化病変など合併症の多い透析患者はとにかく処方薬の種類が多くなりがちです[5]．また2021年末の本邦における慢性透析患者全体の平均年齢は69.67歳で，年々高齢化しています[6]．ポリファーマシーは種々の薬剤副作用が問題になりえますが，例えば一般高齢者では薬剤数が増えるほど転倒リスクが高くなるというデータもあります[7]．高齢者における潜在的に不適切な薬剤のスクリーニングツールとしてはSTOPP/START criteria[8]，Beers criteria[9]，また本邦のガイドラインでは『高齢者の安全な薬物療法ガイドライン2015』[10]があり，一度は目を通しておくことをお勧めします．しかしながら，「数が多いからただ止めればよい」とい

●表3● 腎機能低下患者に原則禁忌である主な薬剤

抗リウマチ薬	メトトレキサート（リウマトレックス®）
非定型抗精神病薬	パリペリドン（インヴェガ®，ゼプリオン®）
双極性障害治療薬	炭酸リチウム（リーマス®）
抗不整脈薬	シベンゾリン（シベノール®），ソタロール（ソタコール®）
脂質異常症治療薬	ベザフィブラート（ベザトール®SRなど）
ビグアナイド系血糖降下薬	メトホルミン（グリコラン®，メトグルコ®）
スルホニル尿素（SU）薬	グリメピリド（アマリール®），グリクラジド（グリミクロン®），グリベンクラミド（オイグルコン®）など
速効型インスリン分泌促進薬	ナテグリニド（スターシス®，ファスティック®）
ビスホスホネート製剤	リセドロン酸ナトリウム水和物（アクトネル®，ベネット®） ＊アレンドロン酸ナトリウム水和物（ボナロン®，フォサマック®）は慎重投与
抗トロンビン薬	ダビガトラン（プラザキサ®）
Xa阻害薬	アピキサバン（エリキュース®），エドキサバン（リクシアナ®），リバーロキサバン（イグザレルト®）
C型肝炎治療薬	ソホスブビル（エプクルーサ®配合錠，ハーボニー®配合錠），リバビリン（レベトール®）
インフルエンザ治療薬	アマンタジン（シンメトレル®）
抗がん薬	ギメラシル（ティーエスワン®），シスプラチン（ランダ®），ネダプラチン（アクプラ®），ペプロマイシン（ペプレオ®），ブレオマイシン（ブレオ®）
MRI用造影剤	ガドジアミド（オムニスキャン®）など

文献1を参考に作成.

うわけではなく「適切な薬を適切な場面で使うこと」が重要であり，いわゆるアンダーユーズにも留意すべきです．

　透析患者さんに対して何らかの処方を計画する際には，まずは現在の処方をリストアップすることが第一です．あとは適宜透析医とも対話しながら個別に判断していきましょう．

症例3

　入院中の血液透析患者に対して他科主治医が「貧血のため鉄剤内服を処方する」とカルテ記載した．しかし，透析担当医が2週間前からフェジン®注射，以前からエリスロポエチン製剤をオーダーしていた．

解説：注射薬も「処方」です．カルテによっては透析オーダーが別のシステムで運用されており，確認し難い場合もありますがすべてをチェックしましょう．

症例4

　整形外科に腰椎圧迫骨折で入院した血液透析歴10年目の患者さん．担当研修医が処方をチェックしていると透析外来からフロセミド（ラシックス®）が継続されていることを発見した．患者さんは「え，尿ですか？　最近はほとんど出なくなりましたね」と言っている．

解説：透析導入前に出された利尿薬を“しまい忘れた”可能性が高いです．専門医も反省すべきですが，研修医の先生方が丁寧に診てくれるからこそ診療が変わる場面は少なくありません．透析医に伝えればおそらく中止してくれると思いますが，くれぐれもコミュニケーションは慎重に．

症例5

　シナカルセト（レグパラ®）を内服中の血液透析患者が「咳が止まらない」との主訴で一般内科外来を初診した．担当医がクラリスロマイシンを1カ月分処方したところ，薬物相互作用でシナカルセトの効果が増強して低カルシウム血症によるTorsades de Pointesをきたしてしまった．

解説：筆者も本稿執筆中にはじめて知った相互作用ですが，やはり副作用は何が起こるかわかりません．定期処方を把握したうえで，くすりの専門家である薬剤師とも適宜相談しましょう．

ここがポイント

透析患者は多くの場合ポリファーマシー．足すも引くも，すべては相談のうえで！

4　透析とくすりの各論

　各論はあげればきりがありませんが，まずは本当にその薬が必要かどうか，メリットとデメリットを十分に考えましょう．次いで透析患者を対象としたエビデンスが存在するか，治療目標が異なる可能性はないか（例：ワルファリンは原則的には禁忌ですが，もし使う

表4 透析患者に対する鎮痛薬の使い方

アセトアミノフェン（カロナール®）	添付文書では「重篤な腎障害に禁忌」と書かれているが一般に広く使われている．トラフ濃度が高くなる可能性が指摘されており，低用量から開始する．
NSAIDs（ロキソプロフェン，ジクロフェナクナトリウム，セレコキシブなど）	保存期腎不全では腎障害を悪化させるおそれがあるため禁忌．腎機能が廃絶していれば使用可能と考えられ，使用する場合は減量の必要なし．
プレガバリン（リリカ®）	HD・PDとも初期用量 25 mg 1日1回，維持量 25〜75 mg 1日1回．HD日はHD後の投与を推奨．
ミロガバリン（タリージェ®）	初期用量 2.5 mg 1日1回．有効用量 5〜7.5 mg 1日1回．
デュロキセチン（サインバルタ®）	GFRまたはCCr 30 mL/分未満では禁忌．

HD：hemodialysis（血液透析），PD：peritoneal dialysis（腹膜透析），CHDF：continuous hemodialysis filtration（持続的血液濾過透析）

場合にはPT-INRを2.0未満にすることが推奨されています[11]）なども相談できるのであれば専門医とともに検討しましょう．非専門医が遭遇する頻度が高いと思われる以下の2点について最後にコメントします．

1) 痛み止めの使い方

透析患者の高齢化に伴い，変形性関節症や腰痛など筋骨格系の疼痛に対処する場面も多いと思われます．透析患者に対する鎮痛薬の使い方について表4にまとめました．まずはアセトアミノフェンの短期投与を提案しますが，NSAIDsも使用は可能です．NSAIDsは前述のように残存腎機能を考慮すべき場合には避けた方がよいでしょう．**保存期腎不全において，NSAIDs・レニン−アンギオテンシン系阻害薬・利尿薬の3剤併用は特に急性腎障害のリスクが高く，「triple whammy」と呼ばれています．**

2) 抗菌薬の初回投与

抗菌薬のようにすみやかな効果発現を要する薬剤では，初回に負荷投与（ローディング）として腎機能正常者と同じ量を投与することが勧められます[1]．『サンフォード感染症治療ガイド』[2] などで確認した用法・用量はローディングの後に選択してください．

■ おわりに

透析患者へ常用量で処方された処方オーダーを後で見つけて対応する…という場面を多くの透析医が経験しています．提示した症例についてはあえて突っ込みませんでしたが，そもそも処方選択が正しいかどうかについても毎回頭をフル回転させて考えましょう．困ったら専門医はいつでも相談に乗ります．

■ 引用文献

1）「腎臓病薬物療法ガイドブック 腎臓病薬物療法専門・認定薬剤師テキスト 第2版」（腎臓病薬物療法ガイドブック ワーキンググループ/監，日本腎臓病薬物療法学会/編），じほう，2022
　　↑本稿の執筆に際して購入し，通読しました．当たり前ですが薬剤師と医師は異なる専門職です．他職種へのリスペクトを忘れずに診療しましょう．

2）「日本語版 サンフォード感染症治療ガイド2023（第53版）」（Gilbert DN，他/編，菊池 賢，橋本正良/日本語版監修），pp343-364，ライフサイエンス出版，2023
　　↑「腎障害のある成人患者への抗微生物薬の投与量」，「腎障害患者での用量調整が不要な薬剤」という項目を毎回指差し確認しています．

3）「腎機能別薬剤投与量 POCKET BOOK 第4版」（日本腎臓病薬物療法学会腎機能別薬剤投与方法一覧作成委員会/編），じほう，2022
　　↑新薬がどんどん出るので改訂のたびに購入しています．書籍を買うとweb版のシリアルコードがついてきます．

4）白鷺病院：透析患者に対する投薬ガイドライン
　　http://www.shirasagi-hp.or.jp/goda/fmly/gate.html（2023年10月閲覧）
　　↑すぐに調べたいときはこちら．病院のサイトで公開されているものですが，膨大なデータベースとなっています．

5）Battistella M & Ng P：Addressing Polypharmacy in Outpatient Dialysis Units. Clin J Am Soc Nephrol, 16：144-146, 2020（PMID：32792413）

6）花房規男，他：わが国の慢性透析療法の現況（2021年12月31日現在）．日本透析医学会雑誌，55：665-723，2022

7）Zaninotto P, et al：Polypharmacy is a risk factor for hospital admission due to a fall：evidence from the English Longitudinal Study of Ageing. BMC Public Health, 20：1804, 2020（PMID：33243195）

8）O'Mahony D, et al：STOPP/START criteria for potentially inappropriate prescribing in older people：version 3. Eur Geriatr Med, 14：625-632, 2023（PMID：37256475）

9）2023 American Geriatrics Society Beers Criteria® Update Expert Panel：American Geriatrics Society 2023 updated AGS Beers Criteria® for potentially inappropriate medication use in older adults. J Am Geriatr Soc, 71：2052-2081, 2023（PMID：37139824）

10）「高齢者の安全な薬物療法ガイドライン2015」（日本老年医学会 日本医療研究開発機構研究費・高齢者の薬物治療の安全性に関する研究研究班/編），メジカルレビュー社，2015

11）日本透析医学会：血液透析患者における心血管合併症の評価と治療に関するガイドライン．日本透析医学会雑誌，44：337-425，2011
　　https://www.jsdt.or.jp/dialysis/2094.html

Profile

| 鈴木康倫（Yasunori Suzuki）

福井赤十字病院 腎臓・泌尿器科 副部長/膠原病内科
2006年金沢大学卒．"ティアニー本"の松村正巳先生，ティアニー先生，青木眞先生らに師事し，北陸で腎臓と膠原病の二刀流として研鑽を重ねてきました．海外学会でサインをお願いしたら，その後シェーグレン症候群の国際コホートに誘われ（Sjögren Big Data Project），今回は大学の先輩である編者からご依頼いただきました．人のつながりには感謝です．

透析患者の栄養管理のこと

坂下　碧

① 透析患者では適切なエネルギー・タンパク質摂取と水分・塩分の制限，リン・カリウム管理が重要である
② 血液透析と腹膜透析では特にカリウム摂取量・水分制限が異なるので注意する
③ 栄養状態は透析患者の生命予後に大きくかかわるため，適切に評価して調整する

はじめに

　　　腎臓での調節能力が失われた透析患者の診療では，日々の食事が重要です．栄養管理は透析治療の安全な施行，心不全など合併症の発生率，そして患者の予後に直結します．透析導入時，尿量の変化があったとき，または患者の生活スタイルが変わったときなどには，その都度栄養指導が必要となります．栄養士や看護師など多職種と連携して，患者が適切な栄養を摂取して健康を維持できるようにしましょう．

1 透析患者に必要な栄養

　　　生命活動にはエネルギーとタンパク質が必要であり，これは透析患者にも例外ではありません．透析療法では不要な代謝物のみならず必要な栄養素も失われてしまうため，保存期慢性腎臓病（CKD）と比較してエネルギー摂取量・タンパク質摂取量の目標が上がることに注意が必要です．まずは透析患者の標準的な栄養療法の基準を示します（表1）[1, 2]．

表1 透析患者の食事療法基準

	エネルギー	タンパク質	食塩	水分	カリウム	リン
血液透析	30～35 kcal/kg	0.9～1.2 g/kg	6 g未満	できるだけ少なく	2,000 mg以下	タンパク質 (g) × 15 mg以下
腹膜透析			PD除水量 (L) × 7.5＋尿量 (L) × 5 g	PD除水量＋尿量	制限なし	

※1 体重は基本的に標準体重（BMI = 22）を用いる.
※2 性別，年齢，合併症，身体活動度により異なる.
※3 尿量，身体活動度，体格，栄養状態，透析間体重増加を考慮して適宜調整する.
PD：peritoneal dialysis（腹膜透析）
文献2をもとに作成.

1) エネルギー・タンパク質の十分な摂取

透析患者では健常人と比べて基礎代謝量が増えており，透析療法によってタンパク質を含め必要な栄養素も除去されている状態です．食事から十分なエネルギーやタンパク質をとれない場合，筋肉や脂肪がエネルギーとして消費されてしまうため，これらの適切な摂取が必要です．一方で，特に壮年期の患者などでは透析導入後に尿毒症症状がなくなることで食欲が増し，急に体重が増えたり糖尿病のコントロールが悪くなったりすることもあります．標準体重・腎機能悪化前の体重なども参考に，適切な体重が維持できるように調整しましょう．

タンパク質の摂取量に関しては，特に，後述するような栄養不良の疑われる患者では摂取量をあまり制限しないことが重要です．低栄養の血液透析患者でHDF（hemodiafiltration：血液濾過透析）など高効率の透析を行うと，より多くの溶質が失われてしまうことがあるので，食事摂取量が変化した場合や体重が減った場合，血清アルブミン値が低い場合などには透析条件の変更を検討することがあります．

また，**腹膜透析患者では透析液から糖が吸収される**ことも念頭におきましょう．腹膜からの吸収エネルギーの量は透析液のブドウ糖液濃度・総使用液量・貯留時間・腹膜機能などの影響を受けますが，おおむね1.5％ブドウ糖濃度液2 Lを4時間貯留では約70 kcal，2.5％ブドウ糖濃度液2 L 4時間貯留では約120 kcal，除水目的に用いられるイコサデキストリン液2 L 8時間貯留では約150 kcalの腹膜吸収エネルギー量とされます[3]．

2) 塩分・水分の制限

血液透析は週末に透析を行わない日が2日あることで，週明けの心血管イベントのリスクが高いとされています[4]．透析間での体重増加が多いと透析中の血圧低下が起こりやすく，心不全のリスクも高まるため，塩分・水分の制限は重要です．

無尿の血液透析患者の場合，1日の水分摂取量は600～700 mL/日以下とするのが一般的で，体重増加が中1日では体重の3％，中2日では体重の6％未満となるようにします[5]．体重増加が多い場合，水分摂取というよりは塩分摂取量が多いことに注意しましょう．

逆に，摂取している水分が変わらないにもかかわらず，透析間での体重増加がこれまで

表2 カリウムが高い患者をみたら確認すること

① 果物・野菜類のとりすぎはないか
② 芋類・豆類をとりすぎていないか（芋・豆類は茹でてもあまりカリウムが減らない）
③ 100％ジュース類・野菜ジュース・トマトジュースは飲んでいないか
④ タンパク質のとりすぎはないか
⑤ 薬は内服できているか
⑥ 便秘をしていないか

文献6を参考に作成.

と変化した場合には，ドライウェイトが適切ではない可能性もあります．そのような場合には，本人の自覚する食事摂取量の変化を聞きとったうえで，有痛性筋痙攣（足つり）や浮腫などの自覚症状がないか，胸部X線や透析中の血圧変動もみながら総合的にドライウェイトに関する判断が必要になります．

3）カリウムの適度な制限

腎機能障害のある患者ではカリウム排泄能が低下しており，高カリウム血症をきたす患者の割合が大きくなります．一方で，透析前のカリウムが高値の場合のみならず低値の場合にも死亡率が高くなることが知られているため，一律に制限するのではなく，血清カリウム値が4.5〜5.5 mEq/Lとなるよう管理します（表2）[6].

なお，腹膜透析の場合には腹膜貯留の時間が長いことから低カリウム血症をきたすことが多く，一般的にはカリウム制限は不要とされています．

4）リンの制限

透析患者はCKD-MBD (chronic kidney disease-mineral and bone disorder：慢性腎臓病に伴う骨・ミネラル代謝異常) をきたしやすく，血管の石灰化・血管合併症の増加や死亡率の上昇にもつながることから十分な注意が必要です．高リン血症を認めた場合にはリンの含有量の多いタンパク質の過剰摂取を避け，薬剤でのコントロールを行う必要があります．

一方で，目標の血清リン値を達成する際に，低リン食とリン吸着薬内服による生命予後への影響の差は知られていません．タンパク摂取量が不足すると筋肉量の低下等につながる可能性があるため，極端な低タンパク食とするのではなく，内服薬も積極的に活用しましょう．内服薬の多くは便秘により内服の効果が低下することにも留意が必要です．

また，食事からのリン供給には植物性食品・動物性食品に含まれる有機リン，食物加工の際に添加される無機リンがあり，生物学的利用率は植物性食品で20〜40％，動物性食品で40〜60％，無機リンでは90％以上とされます．特に加工品（ハム，ベーコン，練り物，カップ麺，缶詰等）に含まれる無機リンは肉・魚・卵・大豆などに含まれる有機リンよりも血清リン値に影響することがあるため，食事の内容もあわせて確認しましょう．

5) ビタミン・微量元素の摂取

　　脂溶性ビタミンは透析により除去されず，特に透析患者ではビタミンAの濃度はもともと高くなっているためサプリメントや経静脈栄養時の補充などにより過剰投与とならないよう注意しましょう．経静脈栄養のビタミン製剤は水溶性ビタミンと脂溶性ビタミンが別になっているものがあり（オーツカMVなど），高カルシウム血症を認める際などには水溶性ビタミンのみ混注することもあります．水溶性ビタミンは透析により除去されますが，通常の食事がとれていれば補充不要です．鉄欠乏で説明のつかない貧血をみた際には葉酸・ビタミンB_{12}を評価するなど，症状に応じて欠乏がないかを確認するようにしましょう．

　　亜鉛は透析では除去されないものの透析患者では不足をきたしやすいため補充することも多いですが，亜鉛を漫然と投与することで銅欠乏，さらには白血球減少（好中球減少）をきたすこともあるため注意が必要です．

> **ここがポイント**
>
> 　透析患者においては，塩分・水分量を制限しながら，適切なエネルギー量・タンパク質摂取量を確保することが大切！

2　栄養状態の評価とサルコペニアの予防

症例

　80歳代女性．透析導入から5年が経過している．最近，屋外での歩行が不安定となってきており，大腿骨頸部骨折で先月入院した．入院中にドライウェイトを下げられ，栄養状態の悪化や筋力低下も懸念されている．

1) 透析患者に多い栄養障害と問題点

　　血液透析栄養状態の悪い維持透析患者では心・脳血管イベントなどの合併症の発生率が高くさまざまな疾患での入院・死亡にもつながることが知られています．**栄養状態を評価し，必要な栄養がとれるようにアドバイスすることが重要です．**

　　透析患者はさまざまな要因により栄養障害をきたしやすく，透析患者に多くみられる栄養不良の状態を表す用語にprotein-energy wasting（PEW：タンパク・エネルギー消耗状態）があります．PEWは栄養摂取不足，慢性炎症（例：尿毒症物質の蓄積，透析液に微量に含まれるエンドトキシンによるものなど），腎機能悪化に伴う代謝の変化の結果として筋肉量や脂肪が失われることを指します．診断基準は生化学検査・体格・筋肉量・食事摂取量の4つのカテゴリーから構成されます（表3）[7]．ただし，日本人の透析患者の場合には血清アルブミンやBMIの基準は多くの患者が満たしてしまうともいわれ，国際的にも見直しが検討されているようです[8]．

　　日本の透析導入の平均年齢は71歳，維持透析患者の平均年齢は70歳と高齢者の占める割合が高く[9]，高齢者特有の問題を抱える患者も多いことに留意が必要です．なかでも骨

表3 protein-energy wasting（PEW：タンパク・エネルギー消耗状態）の診断基準

下記の４つのカテゴリのうち３つ該当すればPEWと診断する.
① 生化学検査（下記のいずれか１項目）
・血清アルブミン値＜3.8 g/dL（BCG法） ・血清プレアルブミン値＜30 mg/dL ・血清コレステロール値＜100 mg/dL
② 体格（下記のいずれか１項目）
・BMI＜23 kg/m² ・意図しない体重の減少（３カ月間で５％ないし６カ月間で10％以上） ・体脂肪率＜10％
③ 筋肉量（下記のいずれか１項目）
・筋肉量の減少（３カ月間で５％ないし６カ月間で10％以上） ・上腕筋面積の減少（健常者の中央値より10％以上低値） ・クレアチニン産生速度の低下
④ 食事摂取量（下記のいずれか１項目）
・意図しないタンパク質摂取量の低下（0.80 g/kg/日未満が少なくとも２カ月間） ・意図しないエネルギー摂取量の低下（25 kcal/kg/日未満が少なくとも２カ月間）

BMI：body mass index，PEW：protein-energy wasting
文献7より引用.

　　　　格筋肉量・筋力減少（サルコペニア）やそれに基づく虚弱（フレイル）はQOLの低下につながる大きな問題であり，透析患者でのサルコペニアはPEWあるいは運動量低下が原因となります.

2）透析患者の栄養状態の評価

　　　外来透析患者の栄養状態の評価は実際のところアルブミン・プレアルブミン・コレステロールを定期的に測定し，BMIや体脂肪率，食事摂取量の評価とあわせて行われることが多いです．食事摂取量は食事記録・食事内容の聴取とともに，タンパク質摂取量の近似値としてnormalized protein catabolic rate（nPCR）などを用いて評価します．nPCRは尿素産生率から求められ，透析前後のBUNの値から簡単に算出されるためよく用いられています．BUNは食事から摂取したタンパク質の分解産物であり，尿中への尿素窒素の排泄がほぼゼロとみなせる透析患者において透析間でのBUNの上昇が摂取したタンパク質の量に比例するという考え方によるものです．タンパク異化が亢進する急性期の病態や炎症がある場合には正しく状態を反映しませんが，安定期のnPCRの目標は1.0〜1.2 g/kg/日以上で，0.9 g/kg/日未満など低値の場合は栄養障害の可能性を考えます[10].

　　　また，複合的な栄養指標として予後と関連する指標がいくつか知られており，subjective global assessment（SGA），malnutrition inflammation score（MIS），アルブミンと体重から算出するgeriatric nutritional risk index（GNRI），BMIとアルブミン・クレアチニン・総コレステロールより算出するnutritional risk index for Japanese hemodialysis patients（NRI-JH）などがありますが，いずれの指標を使うにせよ同じ患者で経時的に評価

してトレンドを追うのが重要です[11].

　このような透析患者の栄養の評価には，医師のみならず看護師や栄養士などとの連携が不可欠であり，それぞれの専門知識を活かした多職種によるアプローチを行っていきましょう.

> **症例のつづき**
>
> 　食事摂取量の聞き取りをしたところ，入院中の食事はあまりとれていなかった．退院直後にクリニックで行った定期採血で血清アルブミン値は3.0 g/dLと以前より低下しており，透析終了後に行った体組成の評価でも入院前より筋肉量が減っていた.
>
> 　血清リン値も3.1 mg/dLと基準値内，甘いもののほうが食べやすいとのことであったため，プリンや栄養補助食品を追加し，摂取カロリーを増やすために自宅での料理に粉あめも加えることとした．非透析日のデイケアに加えて透析中のリハビリも始めた．血清リン値や透析間の体重増加も問題なく，血清アルブミン値も徐々に改善した.

3　入院中の維持透析患者を受けもったときのトラブルシューティング

　入院中は絶食や点滴の使用，食事量や食事形態や内容の変化により，透析間での体重増加や電解質が大きく変わる可能性があります.

1）透析間での体重の増加が多い場合はどうする？

　入院中に透析間での体重増加が増えてしまうことがよくあります．そのような場合にはIN/OUTバランスを再度確認します．特に，嚥下食・全粥食とした場合には食事からの水分量が増えるため，体重増加が多くなる汁物のみ控えるなどの調整が必要となることがあるため栄養士と相談することが重要です.

2）カリウム・リン制限など，食種はどう選ぶ？

　重症患者や入院中に絶食になった，あるいは食事が大幅に変化した場合などにはリンが下がることもあるので，自宅での食事・服薬状況を把握したうえでこまめに電解質を確認し，点滴や内服の調整をしましょう．多くの病院で塩分・水分・カリウムを控えた「透析食」が設定されており基本的には透析患者には透析食でよいですが，全体の摂取量が少ない方では汁物を除いた通常食とすることもあります.

　透析患者に経腸栄養をはじめる場合，タンパク質の量が極端に少なくなっていないか確認しましょう．腎不全用の「低たんぱく」とされているものは保存期腎不全の患者に対して補助的に使うことが想定されています．カリウム・水分制限があまり必要ない場合には通常の経腸栄養剤を使うこともあるため，血液検査の結果や透析記録をみながら，栄養士・薬剤師とも相談するようにしましょう[12].

3) 経静脈栄養を行う際に気をつけることは？

　重度の低栄養で経口摂取や経腸栄養が行えないときには経静脈栄養を用いますが，① 中心静脈カテーテルは（特にシャント側の）鎖骨下静脈は血栓閉塞のリスクがあるため避けること，② 恒常性を維持する力が落ちているため 特に水分量・電解質に気をつける必要があること，に注意が必要です．通常の栄養療法開始時と同様にカリウム・リン・マグネシウム・カルシウムに注意し，血清ナトリウム値・透析前のBUN・体液量の変化にも注意しましょう．十分量のアミノ酸の補充のため，透析患者だからと短絡的に腎不全用アミノ酸製剤を選択することは避けましょう．末梢静脈からの脂肪乳剤の使用は投与カロリーを減らすことなく水分量を抑えられるため有用ですが，脂肪乳剤には卵黄レシチン由来のリンが含まれること，投与スピードが早すぎると中性脂肪が上昇することから，適切なモニタリングが重要です．

　低栄養患者に対して透析時静脈栄養（intradialytic parenteral nutrition：IDPN）を行うことがあります．IDPNは単独で栄養を補う方法としては不十分であること，短時間での糖・脂肪投与を行うため中性脂肪や血糖の上昇が起こりやすいことに注意しましょう．

■ おわりに

　透析療法中の栄養管理は重要です．すべてを制限するのではなく，各種指標を用いた評価を行いながら必要な栄養素を適切に摂取できるようにしましょう．塩分・水分量，エネルギー摂取，タンパク質摂取，リン・カリウムの管理に重点を置きつつ，患者さん一人ひとりの生活様式や食事習慣と内服状況も考慮に入れ，多職種で連携しながら患者さんにあわせた適切なアドバイスを行うことを心がけましょう．

引用文献

1）日本腎臓学会：慢性腎臓病に対する食事療法基準2014年版．日本腎臓学会誌，56：553-599，2014

2）日本透析医学会学術委員会ガイドライン作成小委員会栄養問題検討ワーキンググループ：慢性透析患者の食事療法基準．日本透析医学会雑誌，47：287-291，2014

3）「腹膜透析ガイドライン2019」（日本透析医学会 腹膜透析ガイドライン改訂ワーキンググループ／編），医学図書出版，2019

4）Foley RN, et al：Long interdialytic interval and mortality among patients receiving hemodialysis. N Engl J Med, 365：1099-1107, 2011（PMID：21992122）

5）日本透析医学会：維持血液透析ガイドライン：血液透析処方．日本透析医学会雑誌，46，587-632，2013

6）「血液浄化療法ハンドブック2022」（透析療法合同専門委員会／編），協同医書出版社，2022

7）Fouque D, et al：A proposed nomenclature and diagnostic criteria for protein-energy wasting in acute and chronic kidney disease. Kidney Int, 73：391-398, 2008（PMID：18094682）

8）Ikizler TA, et al：KDOQI Clinical Practice Guideline for Nutrition in CKD：2020 Update. Am J Kidney Dis, 76：S1-S107, 2020（PMID：32829751）

9）花房規男，他：わが国の慢性透析療法の現況（2021年12月31日現在）．日本透析医学会雑誌，55：665-723，2022

10) 日本透析医学会学術委員会栄養問題検討ワーキンググループ：サルコペニア・フレイルを合併した透析期CKDの食事療法，日本透析医学会雑誌，52：397-399, 2019

11) Fiaccadori E, et al：ESPEN guideline on clinical nutrition in hospitalized patients with acute or chronic kidney disease. Clin Nutr, 40：1644-1668, 2021（PMID：33640205）

12) 日本透析医学会 透析患者に対する静脈栄養剤投与ならびに経腸栄養に関する提言検討委員会：慢性維持透析患者に対する静脈栄養ならびに経腸栄養に関する提言．日本透析医学会雑誌，53：373-391, 2020

Profile

坂下　碧（Midori Sakashita）
東京大学医学部附属病院 腎臓・内分泌内科 / 東京大学保健・健康推進本部
栄養療法はそれぞれの患者の背景にあわせた調整が必要で，患者本人や家族との対話や多職種との連携のきっかけにもなります．基本を踏まえつつ，患者と家族の生活にあった，長期に継続可能な方法を探っていくようにしましょう．

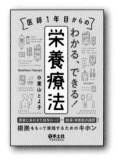

透析患者の糖尿病のこと

吉田 舞，坊内良太郎

① 糖尿病透析患者の血糖コントロール目標はGA値20％未満（心血管疾患の既往のある患者や低血糖傾向がある患者では，GA値24.0％未満），随時血糖（透析前血糖値）180〜200 mg/dL未満が推奨されている[1]

② 治療は，インスリンが使用しやすく安全である．インスリン以外の糖尿病治療薬は透析患者で使用不可の薬剤があり，注意が必要である

③ 透析中血糖値は透析液のブドウ糖濃度に近づくが，透析でインスリンが除去されるため透析後に血糖値が上昇することがある

④ CGM（持続血糖測定）により，センサーグルコース値の推移を評価することができる

はじめに

　　糖尿病は新規透析導入患者の主要原疾患として最多です．その一方で，維持透析中の糖尿病患者の治療についてのエビデンスは限られています．腎機能が増悪する過程では，腎機能増悪によりインスリンのクリアランスが悪くなり血糖コントロールが改善する一方で，透析患者では透析液に含まれるブドウ糖の影響および透析でのインスリン除去により透析日の血糖値が変動します．維持透析中の糖尿病患者における，血糖管理目標と治療について概説します．

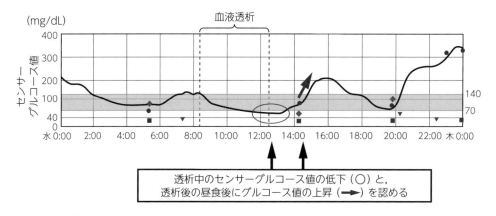

図1 透析患者における，CGMのセンサーグルコース値の推移の例
◆：食事.
図の部分は文献2より引用.

症例1

　51歳男性．2型糖尿病のためインスリン治療中で，CGM（continuous glucose monitoring：持続血糖測定）による血糖モニタリングを行っている．維持透析中．
　透析中の低血糖（センサーグルコース値低下）と，血糖上昇（センサーグルコース値上昇）を認める（図1）[2]．

症例2

　65歳男性．2型糖尿病，維持透析中．
　インスリングラルギン（持効型）による治療を行っていたが，自己注射の遵守率は不良でGA 26.6％と血糖管理も不良であった．CGMによる血糖モニタリングを開始し，インスリングラルギンからインスリンデグルデク（グラルギンより作用時間の長い持効型）（週3回透析後，看護師による投与）に切り替え，用量を調整した．CGMでグルコース値の推移は改善し，GAも21.3％まで改善した[3]．

---

1 糖尿病透析患者の血糖管理目標について

1）透析患者における血糖管理の意義

　　　透析患者は糖尿病合併症が進行している場合が多く，血糖管理による予後改善についてのエビデンスは十分ではありません．しかし，GA（glycoalbumin：グリコアルブミン）高値が透析患者の全死亡と有意に関連していたとのメタ解析の報告[4]もあり，血糖管理により予後改善が見込まれることから透析患者において血糖管理は重要であると考えられます．心血管疾患の既往のある症例や低血糖傾向がある症例では，低血糖を避けることも重要です[1, 5]．

2）透析患者の血糖管理の指標

　糖尿病透析患者の血糖コントロール目標はGA値20％未満（心血管疾患の既往のある患者や低血糖傾向がある患者ではGA値24.0％未満），随時血糖（透析前血糖値）180〜200 mg/dL未満が推奨されています[1]．

❶ HbA1cについて

　一般的に糖尿病の血糖管理の指標としてHbA1cが使用され，過去1〜3カ月間の平均血糖値を反映します．しかし，透析患者では赤血球寿命の短縮（約60日）に加え，透析療法による失血や出血，および腎性貧血治療のための赤血球造血刺激因子製剤（erythropoiesis stimulating agent：ESA）投与により幼若赤血球の割合が増えるなどの要因により，HbA1cは低値になる傾向があります．このため透析患者のHbA1c値は血糖コントロールを過小評価することになります．

❷ GAについて

　GAはアルブミンの糖化産物です．アルブミンの血中半減期は約17日であり，HbA1cよりも比較的最近の血糖コントロール状態を反映します．透析患者において，GAは赤血球寿命やESA投与の影響を受けないため有用な指標となると考えられています．HbA1cよりもGAの方が透析患者の生命予後と有意に関連しているとの報告もあります[5]．ただし，ネフローゼ症候群，腹膜透析患者，甲状腺機能異常症，肝硬変では血糖値以外の影響を受けるため注意を要します．また，腹膜透析患者では，透析液中へのアルブミンの漏出のため，GAは低値となります[1]．

❸ 持続血糖測定（CGM）について

　最近では，CGMが糖尿病透析患者でも使用可能になり，日本でもその有用性が報告されています．透析日の平均グルコース値は非透析日と比べて低くなりますが，その変動幅は非透析日と比べて高いことが報告されています[6]．

　2019年に発表された「CGMによる血糖管理目標に関する国際的なコンセンサス」では，患者背景に応じてTIR（Time in Range：目標値70〜180 mg/dL範囲内の時間が占める割合），TBR（Time below Range：＜70 mg/dLの時間が占める割合），TAR（Time above Range：＞180 mg/dLの時間が占める割合）の目標値を設定しています（図2）[7]．

　CGMにおけるグルコース管理指標〔glucose management indicator（GMI）：以前は推定A1cと表示されていたもので，センサー測定値の平均グルコース値に基づいて，おおよそのHbA1c値を算出したもの〕や，AGP（ambulatory glucose profile：血糖トレンドをみることができる），TIRはセンサーグルコース値の変動にのみ基づき算出される値であり，経時的変化をみて血糖推移を評価することが可能となります．

　「CGMによる血糖管理目標に関する国際的なコンセンサス」では腎臓病患者を高リスクとしています[7]．透析患者についての言及はありませんが，今後は透析患者でのCGMデータに関する知見の集積が期待されます．

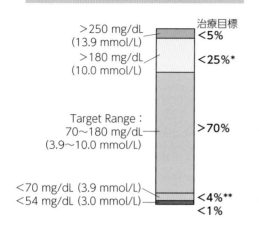
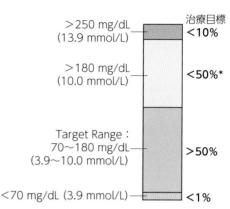

A) 1型および2型糖尿病	B) 高齢/高リスクの1型および2型糖尿病

A) 1型および2型糖尿病

- >250 mg/dL (13.9 mmol/L) ── 治療目標 <5%
- >180 mg/dL (10.0 mmol/L) ── <25%*
- Target Range：70〜180 mg/dL (3.9〜10.0 mmol/L) ── >70%
- <70 mg/dL (3.9 mmol/L) ── <4%**
- <54 mg/dL (3.0 mmol/L) ── <1%

B) 高齢/高リスクの1型および2型糖尿病

- >250 mg/dL (13.9 mmol/L) ── 治療目標 <10%
- >180 mg/dL (10.0 mmol/L) ── <50%*
- Target Range：70〜180 mg/dL (3.9〜10.0 mmol/L) ── >50%
- <70 mg/dL (3.9 mmol/L) ── <1%

図2 CGMにおけるTIR目標値

文献7より引用.
患者背景によって，異なるCGMでの血糖管理目標値が示されている.
非妊娠1型および2型糖尿病におけるTIR目標値は70％以上であるが（A），高齢/高リスクの
非妊娠1型および2型糖尿病におけるTIR目標値は50％以上である（B）.
＊＞180 mg/dL，＊＊＜70 mg/dL
TIR：Time in Range，CGM：continuous glucose monitoring（持続血糖測定）

　インスリン使用中の場合は，非透析の糖尿病患者と同様にisCGM（FreeStyle Libre）/ CGM（主にDexcom G6）が保険適応となります．インスリン非使用者の場合CGMは保険適応となりませんので，GAおよび透析前血糖値で血糖モニタリングを行います．

【Memo】Burnt-out diabetes について

　腎機能障害の進行により，HbA1cが低下傾向となり，インスリンや経口血糖降下薬が減量中止となる場合があります．さらに，透析導入後に血糖値やHbA1cが低値となり，糖尿病治療薬が不要となる現象が認められ，"Burnt-out diabetes" と呼ばれることがあります．

　わが国の維持透析患者での "Burnt-out diabetes" の実態調査では，HbA1cとGAの両方が測定された23,668例において，HbA1c＜6.0％の症例のうち糖尿病治療薬を使用していない割合（Burn-out diabetes）は20.7％でした．しかし，HbA1c＜6.0％かつGA＜16％で糖尿病薬を使用していない割合（真のBurnt-out diabetes）はわずか5.4％であったとの報告があります[5].

 ここがピットフォール

HbA1cだけでBurnt-out diabetesとは判断できません.

 ここがポイント

透析患者では血糖管理の指標として，HbA1c ではなく GA が用いられます．CGMは血糖管理の指標として有用です.

2 糖尿病血液透析患者の治療について

1) インスリン治療について

腎不全患者ではインスリン抵抗性が上昇するものの，腎機能の増悪とともにインスリン排泄率が低下し血糖値が改善するため，糖尿病治療薬やインスリンを減量できることがあります．

透析液のグルコース濃度は100〜150 mg/dL程度であり，透析中に血糖値はその値に近づきます．透析前に高血糖であった場合，透析中に血糖値が急速に下がることで反応性に透析後に高血糖を認めることがあります．またインスリンが透析で除去されることも透析後の血糖上昇の原因となりえます．

そのため，持効型インスリンは，透析後のタイミングでの投与が血糖値安定のために望ましい場合があります．また，**症例1**のように透析後の食事で血糖値上昇を認める場合，透析後の食事時のみ超速効型インスリンを増量することも選択肢となります．1型糖尿病の患者でも同様のセンサーグルコース値の推移がみられることがありますが，症例ごとの差が大きいので，インスリンの投与量およびタイミングについては個々の症例でCGMを参考にしながらの調整が必要です．

認知症などを理由に血糖管理が不良で自己インスリン注射が難しい症例でも，**症例2**のように，週3回透析後にインスリンデグルデクを投与することで，CGMでグルコース日内変動が改善しGAが改善したという報告もあります[3]．インスリンデグルデクはインスリングラルギンよりも半減期が長く，週3回投与でも血糖値を安定させる効果が期待できます．

2) 糖尿病内服薬，GLP1受容体作動薬について（表1）

メトホルミンやピオグリタゾン，SU薬は透析患者へ使用禁忌です．SGLT2阻害薬は薬剤の効果が期待できないため使用しません．DPP4阻害薬は，リナグリプチンおよびテネリグリプチンは常用量が使用可能です．αGI薬は使用可能ですが慎重投与となり，グリニド薬ではナテグリニドは透析患者で使用禁忌です．

GLP1受容体作動薬については，エキセナチドは透析患者で使用禁忌です（最近，週1回投与のGLP1受容体作動薬は供給不足のため使用しにくくなっています）．

 ここがピットフォール

メトホルミンやピオグリタゾン，SU薬，ナテグリニド，エキセナチドは透析患者で使用禁忌です．SGLT2阻害薬も透析患者には使用しません．

3 腹膜透析患者の糖尿病の治療について

腹膜透析の場合，透析液には1.5〜2.5％と高濃度のブドウ糖が入っており，この一部は

表1 糖尿病治療薬の透析患者への投与について

	一般名	商品名	透析患者への投与について
DPP4 阻害薬	シタグリプチン	ジャヌビア® グラクティブ®	1日1回 12.5〜25 mg
	ビルダグリプチン	エクア®	慎重投与（25 mg 1日1回など少量から）
	アログリプチン	ネシーナ®	1日1回 6.25 mg
	リナグリプチン	トラゼンタ®	減量の必要なし
	テネリグリプチン	テネリア®	減量の必要なし
	アナグリプチン	スイニー®	1日1回 100 mg
	サキサグリプチン	オングリザ®	1日1回 2.5 mg（慎重投与）
	トレラグリプチン	ザファテック®	透析患者では禁忌
SGLT2 阻害薬			透析患者では本剤の効果が期待できないため，投与しない．
α GI	ボグリボース	ベイスン®	高度の腎機能障害は慎重投与．特にミグリトールは尿中排泄率が高いため避けた方がよい．
	ミグリトール	セイブル®	
	アカルボース	アカルボース	
ビグアナイド	メトホルミン	メトグルコ®	透析患者では禁忌
チアゾリジン	ピオグリタゾン	アクトス®	透析患者では禁忌
SU 剤			透析患者では禁忌
グリニド	ナテグリニド	スターシス®， ファスティック®	透析患者では禁忌
	ミチグリニド	グルファスト®	ミチグリニド，レパグリニドは慎重投与．低血糖に注意しながら，低用量で開始する．
	レパグリニド	シュアポスト®	
GLP1 受容体作動薬	リラグルチド	ビクトーザ®	減量の必要なし（慎重投与）
	エキセナチド	バイエッタ®	透析患者で投与禁忌
	リキシセナチド	リキスミア®	透析患者で使用経験がないため慎重投与
	デュラグルチド	トルリシティ®	減量の必要なし
	セマグルチド	リベルサス®， オゼンピック®	減量についての明記はないが，腎機能障害患者の臨床データは不足している
GLP1/GIP 受容体作動薬	チルゼパチド	マンジャロ®	重度の腎機能障害患者での十分な使用成績がないため慎重な経過観察が必要
テトラヒドロトリアジン系	イメグリミン	ツイミーグ®	透析患者への投与は推奨されない

DPP4：dipeptidyl peptidase 4，SLGT2：sodium glucose transporter 2，α GI：α -glucosidase inhibitor，SU：sulfonylurea，GLP1：glucagon like peptide-1，GIP：glucose-dependent insulinotropic polypeptide
文献8，各薬剤のインタビューフォームを参考に作成．

　腹膜から吸収されるため，摂取カロリーが過剰にならないように注意します（**表2**）．血糖推移をみながら必要であればインスリンを増量します．ブドウ糖の代わりに浸透圧物質として使用されるイコデキストリンは，分子量が大きいためブドウ糖と比べ吸収および代謝が遅く [10]，血糖管理に与える影響は少ないと考えられます．また，イコデキストリンを使用している場合，血糖測定器によっては血糖値が偽高値となることがあり，注意が必要です．

表2 腹膜透析液のエネルギー吸収量

透析の濃度	1.5 L	2.0 L
1.5%	57 kcal	76 kcal
2.5%	95 kcal	127 kcal

文献9より引用.

おわりに

　維持透析中の糖尿病患者の治療についてのエビデンスは限られています．個々の患者背景に留意し，CGMデータなどを活用しながら，症例ごとに糖尿病治療を検討する必要があります．

引用文献

1）日本透析医学会：血液透析患者の糖尿病治療ガイド 2012．日本透析医学会雑誌，46：311-357，2013

2）林 哲範，宮塚 健：日本の糖尿病患者における持続グルコース測定（CGM）の現況．北里医学，52：35-41，2022

3）和田健太朗，他：血糖管理の不良な2型糖尿病血液透析患者に対する持効型インスリン デグルデクの効果．日本腎臓学会誌，57：872-877，2015

4）Copur S, et al：Serum glycated albumin predicts all-cause mortality in dialysis patients with diabetes mellitus：meta-analysis and systematic review of a predictive biomarker. Acta Diabetol, 58：81-91, 2021（PMID：32862262）

5）宮里紘太，他：糖尿病透析患者の血糖管理とBurnt-out diabetes．日本透析医学会雑誌，56：323-331，2023

6）林 哲範，他：持続血糖測定（CGM）でみた日本人糖尿病透析患者の血糖動態．糖尿病，55：681-687，2012

7）Battelino T, et al：Clinical Targets for Continuous Glucose Monitoring Data Interpretation：Recommendations From the International Consensus on Time in Range. Diabetes Care, 42：1593-1603, 2019（PMID：31177185）

8）「腎機能低下時の薬剤ポケットマニュアル 第3版」（南学正臣／編），中外医学社，2015

9）田村智子：腹膜透析の栄養食事管理・食事指導の進め方．日本透析医学会雑誌，50：725-729，2017

10）深澤瑞也：腹膜透析療法の変遷．人工臓器，46：63-66，2017

Profile

吉田　舞（Mai Yoshida）
国立国際医療研究センター病院 糖尿病内分泌代謝科

坊内良太郎（Ryotaro Bouchi）
国立国際医療研究センター病院 糖尿病内分泌代謝科

血液透析患者の救急対応

伊是名純弥

①血液透析患者の発熱では免疫不全による易感染性，特有の感染症に注意する

②緊急透析の適応や透析の方法（HD，CRRT，SLED）を理解する

③透析患者の胸痛，腹痛では高い血管リスクのためクリティカルな疾患を除外する

④感染や閉塞といったシャントのトラブルを理解する

はじめに

　　　透析患者の救急対応が苦手な先生も多いと思います．今回は日頃研修医の先生からの質問が多い点や見逃しやすい点について解説していきます．

症例

　70歳女性．高血圧，常染色体優勢多発嚢胞腎の既往があり，5年前に血液透析導入された．土曜日から体調不良を自覚していたが様子を見ていた．月曜日に定期透析のため透析クリニックを受診したが，39℃の発熱のため救急外来へ紹介された．

バイタルサイン：血圧170/60 mmHg，脈拍100回/分，呼吸数24回/分，体温38.8℃，SpO2 92％（room air）．

身体所見：咽頭発赤なし，呼吸音，心雑音異常なし．腹部：腸音亢進減弱なし，軽度膨隆，軟，右側腹部に軽度圧痛あり．四肢：両側下腿に軽度浮腫あり．皮膚：発赤，皮疹なし．

1 血液透析患者の発熱

透析患者の発熱で考えられる主な原因を表1に示しました．透析患者では感染症が死因の上位を常に占めています．その背景として ① 糖尿病・腎不全による免疫不全状態，② 膠原病などの原疾患に対する免疫抑制薬の内服，③ カテーテルなどの人工異物の留置，④ 重症な感染症でも症状がはっきりしないこと，があげられます．そのため**透析患者の救急対応では，検査の閾値を下げ，発熱や炎症反応高値の場合は血液培養を採取することが重要**です．透析患者の感染症診療でも，非透析患者同様に患者背景，感染臓器，起因菌を考えることが大事です．またシャント感染や糖尿病による足感染などもあるため，top to bottomで身体所見をとる必要があります．ここでは主に透析患者の感染症で注意する点を述べていきます．

1）バスキュラーアクセス感染症

血液透析患者はシャント関連の血流感染症のリスクが高く，**感染の頻度は透析用カテーテル＞人工血管＞自己血管の順**になります．症状としては，① 発赤，② 圧痛，③ 滲出液，膿のある場合に疑います（図1〜3）．ただし局所の所見が乏しい場合もあるため，フォー

表1 透析患者の代表的な発熱の原因

感染症	細菌感染（バスキュラーアクセス，呼吸器，尿路，皮膚軟部組織・骨，消化器，中枢神経），結核，ウイルス（サイトメガロウイルス，水痘・帯状疱疹ウイルス，COVID-19），真菌
非感染症	透析デバイスによるアレルギー，薬剤熱，悪性腫瘍，膠原病，透析アミロイドーシス，尿毒症

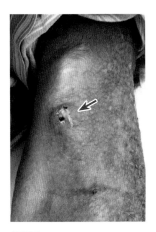

図1 自己血管の感染
穿刺部に発赤がみられる（➡）．

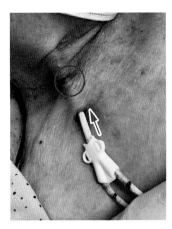

図2 長期留置カテーテル感染
カテーテルに沿った発赤（➡）とカフ周囲の皮膚（○）が離開している．

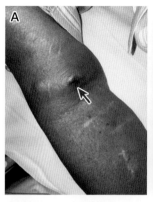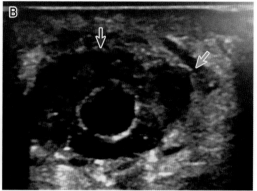

図3 人工血管の感染
A）感染部位の皮膚に発赤がみられる（→）.
B）エコーで見ると人工血管周囲の低エコー域（→）と感染瘤（→）を形成している.

カスがはっきりしない悪寒戦慄などでもシャント関連感染を疑う必要があります．滲出液，排膿がある場合は血液培養のみならず，排膿のグラム染色，培養検査を行います．起因菌はMRSA（methicillin-resistant Staphylococcus aureus：メチシリン耐性黄色ブドウ球菌）をはじめとした皮膚の常在菌が多いですが，緑膿菌などのグラム陰性桿菌が関与することがあります．初期対応としては局所の感染のみで全身状態が安定している場合は，血液培養を行いバンコマイシンを投与し培養結果を待ちます．全身状態が悪く敗血症が疑われる場合は，異物となるバスキュラーアクセス（カテーテル，人工血管）は抜去し，バンコマイシン＋抗緑膿菌活性の抗菌薬を併用します[1] また感染瘤を形成している場合は，破裂のリスクがあるため緊急手術を考慮します．

2）尿路感染症

残腎機能が残っていて自尿がある場合は，非透析患者同様尿路感染症になります．膀胱機能の低下により多量の膿が膀胱内に溜まる，**膀胱膿症にも注意が必要です**[2]．多発性嚢胞腎の患者で発熱，腹痛を訴えた場合は嚢胞感染を疑います．身体所見で感染嚢疱に一致した部位の疼痛，画像検査では造影CTで嚢胞壁の肥厚，MRI拡散強調像（DWI）で高信号が特徴です（図4）．しかし画像検査で感染嚢胞の同定困難なことも多く，嚢胞感染疑いとして治療を開始することも多いです．起因菌の大半は腸管由来のグラム陰性桿菌です．水溶性抗菌薬（β-ラクタム系）は嚢胞への移行性が悪いため，**重症例や初期治療不応性の場合には移行性の良い脂溶性抗菌薬（ニューキノロン，ST合剤）を選択します**[4]．また抗菌薬で反応が悪い場合は経皮的ドレナージや外科的開窓術の適応となります．

3）皮膚軟部組織感染症

糖尿病や末梢循環不全のため**蜂窩織炎や骨髄炎になりやすくなります**．糖尿病による末梢神経障害のため足病変があっても自覚症状に乏しい場合があるため，靴下まで脱がして診察する必要があります．

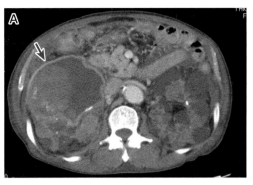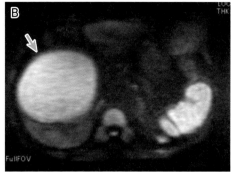

図4 常染色体優性多発性嚢胞腎（ADPKD）の嚢胞感染

A）造影CTで嚢胞壁の肥厚（━━）．
B）MRI DWIで高信号（━━）．
ADPKD（autosomal dominant polycystic kidney disease：常染色体優性多発性嚢胞腎）
文献3より転載．

4）呼吸器感染症

透析患者では透析前後で体液量が大きく変わり，除水直後の胸部X線で肺炎像がはっきりせず，喀痰培養も上手くとれないことがあります．一般集団に比べて耐性菌のリスクが高くなりますが，喀痰のグラム染色，過去の培養結果や抗菌薬暴露歴，重症度に応じて抗菌薬を選択します．

5）結核

透析患者では非透析患者に比べて10倍の結核発症リスクがあり，特に透析導入1年以内に発症する頻度が高くなります．またリンパ節や腸管などの肺外結核も多く，透析患者の遷延する発熱や咳嗽では，必ず鑑別にあげる必要があります[5]．

6）透析デバイス関連のアレルギー

透析時や透析後に発熱が続いている場合は，ダイアライザー，透析回路，透析液，穿刺針，抗凝固薬などによる発熱の可能性を考えます[6]．

> **ここがポイント**
> ・透析患者の発熱では，血液培養検査をためらわない！
> ・フォーカスがはっきりしない感染症（シャント関連，ADPKD嚢胞感染など）があるため悪寒戦慄などがあり敗血症の可能性がある場合は，抗菌薬投与を考慮する！

症例のつづき①

右側腹部痛より嚢胞感染を疑い造影CTを施行し，一部の嚢胞に壁肥厚を認め嚢胞感染と診断した．救急で待機中に呼吸困難の訴えがあった．胸部X線を撮影するとうっ血所見があったため透析の適応について腎臓内科にコンサルトした．

2 緊急透析の適応，透析のタイミング

　　緊急透析の適応は，AIUEO（表2）が有名ですが，**維持透析患者では体液過剰による心不全と高カリウム血症によるものが多いです**．特に透析間隔が空く月曜日または火曜日に救急受診する患者が多くなります．

1）心不全 / 体液過剰

　　病歴で一般的な心不全の増悪因子に加えて，**最終透析日やドライウェイトなど**を確認します．透析条件が入手できるならそちらも確認しましょう．バイタルや身体所見で心不全を疑う場合は，血液検査でBNPや心筋逸脱酵素，そのほか胸部X線（肺炎の合併に注意），心エコー，心電図検査を行い心筋梗塞が疑われるなら循環器内科にコンサルトします．初期対応としては通常の心不全同様，必要に応じて酸素投与，非侵襲的陽圧換気療法，血管拡張薬，利尿薬投与（自尿がある場合）などの対応を行い，透析で体液過剰を是正していきます．

2）高カリウム血症

　　徐脈などの不整脈を認めることもありますが無症状のことも多いです．よくある原因としては果物や芋類によるカリウムの過剰摂取などがあります．**K 6 mEq/L以上で心電図変化ある場合は基本的に透析を行う必要があります**．

　　初期対応としてグルコン酸カルシウム（カルチコール® 1A 3〜5分かけて静注）の投与およびグルコース・インスリン療法（50%ブドウ糖 40 mL ＋即効型インスリン 4単位を緩徐静注）を行います．当院ではすぐに透析できない場合に，ジルコニウムシクロケイ酸ナトリウム（ロケルマ® 1回 10 g 1日 3回）を内服させ時間を稼ぐことも多くなっています．

3）透析方法の選択

　　実際に透析を行う際は患者の全身状態，透析の適応，普段の透析スケジュールなどを考慮し開始タイミングを決めていきます．全身状態が安定していれば通常のHD（血液透析）を行いますが，敗血症性ショックなどで循環動態不安定の場合は透析効率を落としたCRRT（持続腎代替療法），SLED（持続低効率血液透析）などをICUで行う場合があります（表3）．

表2　緊急透析のAIUEO

A	Acidosis	アシドーシス	pH＜7.15，HCO_3^-＜15 mEq/Lなどの高度代謝性アシドーシス
I	Intoxication	中毒	CATMEALなどのゴロがある
U	Uremia	尿毒症	脳症や心膜炎，出血傾向では透析を行うが維持透析患者では緊急透析の適応となることは少ない
E	Electrolyte	電解質異常	維持透析患者では高カリウム血症による緊急透析が多い
O	Overload	溢水	維持透析患者では溢水 / 心不全による緊急透析が多い

透析を開始するには，透析機器，人（担当する看護師や臨床工学技士），場所（透析室，HCU，ICU）の準備が必要です．準備には時間がかかるため，**緊急透析適応症例や血液透析患者が入院となる場合は早めに透析担当医に相談すること，また日中であれば透析条件をとり寄せることも必要になります．**

3 そのほか透析患者で注意する点

透析患者は，慢性腎臓病，糖尿病，高血圧などのため高い血管リスクをもっています．胸部症状・腹部症状がある場合は常にクリティカルな疾患を除外することが必要です．

1) 虚血性心疾患

心血管死は透析患者の死因の1位であり，冠動脈疾患のリスクが高く，透析導入時に無症状でも50％以上に優位の冠動脈狭窄があったという報告もあります[7]．透析患者の虚血性心疾患では呼吸困難や咳などの非典型的な主訴も多く，心不全の原因として急性冠症候群を除外することが必要です．また腎不全のためトロポニンTは軽度上昇しているため，複数回測定し経時的なフォローが重要です．

2) 虚血性腸疾患

維持透析患者の腹痛では非透析患者と比較し，非閉塞性腸管膜虚血（non-occlusive mesenteric ischemia：NOMI）が多く，死亡率が50〜93％と非常に高いため[8]早期診断が必要です．透析中または透析後に腹痛を伴う低血圧などで特に注意が必要ですが，腹痛以外は非特異的な症状も多いです．NOMIを疑った場合はすみやかに造影CTを施行し，腸管壁の肥厚，造影不良，壁内ガス，free air などに注目します．

表3 透析の種類と適応

	HD	SLED	CRRT
適応	循環動態安定	HDとCRRTの間	循環動態不安定
血液流量（mL/分）	200 mL/分	100〜200 mL/分	100 mL/分
透析液流量	500 mL/分	200〜300 mL/分	500〜1,000 mL/時
施行時間	4〜5時間/週3回	6〜10時間/週3回〜連日	24時間/連日
透析効率	高	中	低
場所（当院の例）	透析室/病棟	HCU	ICU
ブラッドアクセス	シャント/大腿静脈直接穿刺		透析用カテーテル

HD：hemodialysis（血液透析），CRRT：continuous renal replacement therapy（持続腎代替療法），SLED：sustained low efficiency dialysis（持続低効率血液透析）
※SLEDはHDとCRRTの中間のモードで当院ではHCUなどで行っている．

表4 透析患者で注意すべき血液検査項目

HbA1c	貧血やESA製剤による赤血球寿命の短縮により実際の血糖コントロール状況より低くなる．グリコアルブミンの方が有用
AST/ALT	透析/CKD患者ではピリドキシン欠乏などの影響で腎機能正常者よりも低くなる
アミラーゼ/リパーゼ	クリアランス低下のため上昇する．ただし正常上限の3倍以内
トロポニンT	クリアランス低下のため上昇する．急性冠症候群の診断には複数回の測定が重要
プロカルシトニン	透析患者では慢性的なサイトカイン血症やクリアランス低下のため上昇する

3）透析患者の採血データ解釈に注意する

透析患者では一部の血液検査が非透析患者と乖離することがあり注意が必要です（表4）．

症例のつづき②

溢水のため緊急透析を行う方針となった．すぐに透析を行うことを伝えると患者から普段よりシャント音が弱くなっているとの訴えがあった．シャントを評価するとエコーで狭窄病変があったため待機的に経皮経管的血管形成術を行う方針とした．

4 バスキュラーアクセストラブルの対応

維持透析を行うためにはバスキュラーアクセス（vascular access：VA）が必要です．VAには，① 自己の動脈と静脈を吻合する自己血管動静脈瘻（arteriovenous fistula：AVF），② 人工血管を用いて動脈と静脈を吻合する人工血管動静脈瘻（arteriovenous graft：AVG），③ 上腕動脈を皮下に移動させる動脈表在化，④ カフ型カテーテルがあり，感染リスクや開存率の点からAVFが第一選択となります．**VAトラブルのなかで感染，狭窄や閉塞，瘤の切迫破裂といったものは緊急性の高いトラブルとなります**．

1）シャントの診察のしかた

基本的にシャントの診察は，視診→触診→聴診→（エコー）の順で行います．

❶ 視診

一般的なAVF/AVGでは，シャントの手術の傷痕あたりに血管吻合部があります．血液は動脈→吻合部→静脈と流れていくため，シャント静脈に狭窄がある場合その上流の静脈が拡張していることがあります．シャントに発赤がある場合は，感染などを考える必要があり，特に穿刺部には注意が必要です（図1）．シャント瘤に感染，皮膚の光沢や発赤，急

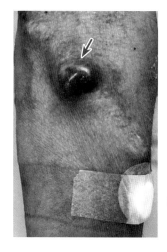

図5　シャント静脈瘤の切迫破裂
瘤表面に光沢があり，皮膚が菲薄化
している（➡）.

速な増大などがある場合は切迫破裂の危険があります．そのほか普段よりもシャント肢が
腫れている，指先の色調不良などがあれば，静脈高血圧やスチール症候群といった合併症
の可能性があります．

❷ 触診

吻合部が最もスリルが強く触れます．狭窄があるとスリルが拍動性になり，閉塞すると
スリルは触れなくなります（人工血管は吻合部以外スリルがわかりづらいことも多い）.

❸ 聴診

吻合部が最もシャント音が強く，狭窄がないときは「ザーザー」といった低調連続音と
なります．狭窄があると「ヒューヒュー」や「ザッザッ」といった高調の断続音となり，
閉塞するとシャント音は消失します．

❹ 超音波検査

上記の診察で狭窄や閉塞，感染などが疑われる場合超音波検査を行います．リニアプロー
ブを用い，短軸像でシャント静脈を描出させながら全体を評価し，狭窄部位を確認します.
閉塞の場合は血管内に血栓が観察できることがありますが，わかりにくい場合はカラード
プラを使用すると血流の有無がわかりやすくなります．

2）VAトラブルの治療

VA感染症に関しては，前述した初期治療を行います．シャントからの出血，瘤の切迫破
裂（図5）が疑われるときは緊急手術が必要になります．シャントの狭窄，閉塞では透析が
できなくなるためバスキュラーアクセスインターベンション治療（vascular access inter-
vention therapy：VAIVT）を行います．特に血栓閉塞では時間経過とともに成功率が低下
するため，早急なVAIVTが必要になります．VAIVTでの治療困難例，シャント瘤，静脈
高血圧，スチール症候群などは待機的な外科的治療を行います．

ここがピットフォール

> 立ちくらみなどのちょっとした血圧低下でもシャントが潰れてしまうことがあります.
> シャント不全に早期に気づけるとVAIVT治療ですむこともあるため,主訴と直接関係なさ
> そうでもシャント音などを確認するようにしましょう!

■ おわりに

　　ここまで血液透析患者の救急対応について述べてきました.透析患者では易感染性や高
い血管リスクを有するため,重症化する可能性を念頭に普段より検査閾値を下げて診療を
進めるとよいと思います.本稿で少しでも透析患者を診ることへの苦手意識が減り,日々
の診療の助けになると幸いです.

■ 引用文献

1) 日本透析医学会:感染.日本透析医学会雑誌,44:921-924,2011
2) Kamel MH, et al:Pyocystis:a systematic review. Int Urol Nephrol, 49:917-926, 2017(PMID:28265966)
3) 末田善彦:透析患者特有の感染症 血液透析・腹膜透析・その他.「救急・ERノート 症候と疾患から迫る! ERの感染症診療」(大野博司/編),pp266-272,羊土社,2012
4) 「エビデンスに基づく多発性嚢胞腎(PKD)診療ガイドライン2020」〔厚生労働科学研究費補助金難治性疾患等政策研究事業(難治性疾患政策研究事業)「難治性腎障害に関する調査研究」班/編〕,pp53-58,東京医学社,2020
5) 高森幹雄:透析患者における結核症の実態と対策.日本透析医学会雑誌,49:806-808,2016
6) Davenport A:Pyrexia of unknown origin in a haemodialysis patient. NDT Plus, 1:109-111, 2008(PMID:28657015)
7) 日本透析医学会:血液透析患者における心血管合併症の評価と治療に関するガイドライン.第4章 虚血性心疾患.日本透析医学会雑誌,44:375-382,2011
8) Stahl K, et al:A Retrospective Analysis of Nonocclusive Mesenteric Ischemia in Medical and Surgical ICU Patients:Clinical Data on Demography, Clinical Signs, and Survival. J Intensive Care Med, 35:1162-1172, 2020(PMID:30909787)
9) 「いまさら訊けない!透析患者検査値のみかた,考えかた Ver.2」(加藤明彦/編著),中外医学社,2018

Profile

伊是名純弥(Junya Izena)

沖縄県立中部病院 腎臓内科
当院は若い先生も多く,働き方改革にも取り組んでいます.腎臓内科
では一般の腎臓診療,腎代替療法(HD,PD,腎移植)以外にもジェ
ネラルケースやICU症例なども多く診ています.ジェネラルの診られ
る腎臓内科医になりたい,または沖縄の海が好きなど,興味がある
方がいればぜひ遊びにいらしてください.

腹膜透析患者の救急対応
〜腹膜透析の基本とトラブルシューティングを理解する〜

古閑和生

① 排液不良の3大原因はフィブリン，位置異常，組織巻絡である
② 排液混濁の腹膜炎を念頭にすみやかに検査・早期治療介入が重要である
③ 腹膜炎の原因は内因性，外因性，出口部・トンネル感染からの波及である

はじめに

　　末期腎不全の腎代替療法において，血液透析，腎移植とならび腹膜透析（peritoneal dialysis：PD）は重要な地位を占めています．本邦では血液透析に比較すると腹膜透析治療を受けている患者数は圧倒的に少なく，PD患者の診療を経験したことのない研修医の先生方も少なくないと思われます．本稿では腹膜透析患者の基本システムの解説とよく遭遇するトラブルケースを通じて，救急外来での初期診療に活かせるようになることを目標に解説します．

1　腹膜透析の基本を理解する

　　腹膜透析（PD）は腹膜（peritoneal）を利用した透析（dialysis）のことです．在宅で治療が可能であることからQOLの向上や残腎機能の保持に有効な治療法です．腹膜透析では，透析液を腹腔内に注入し貯留しておくと，腹膜を介して血液中の溶質や水分が透析液に移行し，空のバッグに排液することで透析を行うことができます（図1，2）．バッグ交換は手動での交換のほか，タッチコンタミネーションを予防するための接続器械があります（図3）．腹膜透析の原理として，腹膜の毛細血管が半透膜の役割となり，高濃度から低濃度側への濃度勾配により溶質（尿素，クレアチニン，Kなど）は拡散します．また，水分

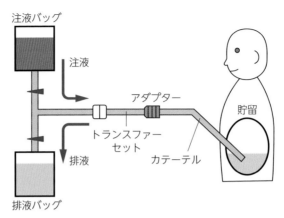

図1 腹膜透析システムの構成

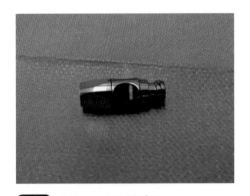

図2 チタニウムアダプター
カテーテル閉塞の際にはシリンジを接続し腹腔内に生理食塩水を注入しフラッシングすることができる.

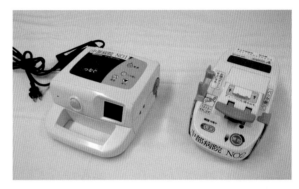

図3 透析バッグをつなぐ際の接続デバイス
左が「つなぐ」(Baxter社), 右が「むきんエース」(テルモ社). 前者は紫外線照射により, 後者は銅板による熱熔解を利用し殺菌を行う.

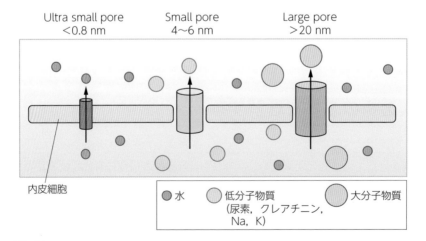

図4 腹膜輸送における3つの細孔モデル (Three-Pore Model)
水分ならびに溶質の輸送は腹膜毛細血管上の3つの異なる大きさの細孔を通じて行われる.
文献1を参考に作成.

は透析液と血液との間の浸透圧格差により除水が行われます（図4）．浸透圧物質として，ブドウ糖と高分子デキストリン（イコデキストリン）があり，透析液に含まれる浸透圧物質の種類・濃度を使い分けて除水量を調整しています．

2 腹膜透析のトラブル

1）注排液不良

症例1

32歳女性．糖尿病性腎症により腹膜透析を開始し半年が経過していた．この数日間，注液が普段より時間がかかり，排液が1〜2割程度しか出ないとのことで救急受診された．原因は？

注排液不良で考えられる原因は表1の通りです．注排液がいずれもできないときはフィブリンによる閉塞のことが多いです（図5）．液は入るけど出ない場合には，フィブリンによる部分閉塞，大網などの組織巻絡，カテーテルの位置異常（図6）が疑われますので，まずは単純X線写真でカテーテルの位置異常がないかを確認し，問題なければカテーテル造影を行います．救急室ではX線撮影してカテーテル位置異常を確認し，コンサルトしましょう．

症例1では，カテーテルの位置異常は認めず（図7），カテーテル造影にてカテーテル側孔に沿った陰影欠損像（オクトパスサイン）を認めたため（図8），腹腔内組織の巻絡が疑われました．後日腹腔鏡で確認したところ大網および卵管采の巻絡を認めました（図9）．巻絡を解除し腹膜透析を再開することができました．

表1 カテーテルトラブル（注排液不良）の原因

注排液不良の方向性		原因
一方向	入るが出ない	フィブリン，組織巻絡（大網，卵管采，腹膜垂），カテーテル位置異常（上方偏移）
	出るが入らない	フィブリン
両方向		フィブリン，凝血塊，カテーテルのねじれ・屈曲，臓器間への迷入

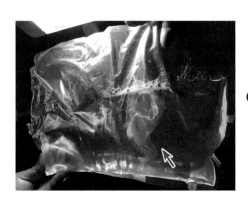

図5 フィブリン塊
廃液中に白いフィブリン塊が浮いているのが見える（➡）．注排液不良の原因としては最も多い．圧をかけて透析液を注入して解除されるかを試してみる．完全に閉塞した場合は注排液どちらもできなくなる場合があるため，開通させるためにチタニウム接続部から生食フラッシングやヘパリン投与などを行う．

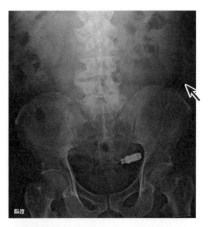

図6 PDカテーテル位置異常
（上方偏移）
カテーテル先端が上方に向いている，
通称 "カテ跳ね"（➡）．注液は問
題ないが排液不良の原因となる．

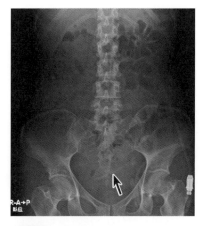

図7 正常なPDカテーテル
（症例1）
カテーテル先端は骨盤内腔に位置
する（➡）．

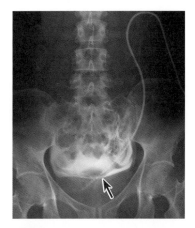

図8 カテーテル造影（症例1）
カテーテル側孔に沿った陰影欠損
像（オクトパスサイン➡）を認
める．

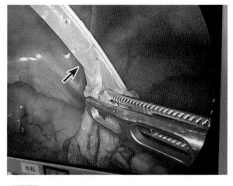

図9 腹腔鏡画像（症例1）
大網および卵管采のカテーテル巻絡を認める
（➡）．側孔に組織が入り込んでいる．

 ここがポイント

・注排液不良の主な原因はフィブリン，位置異常，組織巻絡！

・鑑別は注液・排液不良の方向性で！

【Memo①】横隔膜交通症

　腹腔内から横隔膜を通って透析液が胸腔へリークすることで，片側性（右が多い）の胸水貯
留を認めます．腹膜透析の導入半年後以内の初期に合併することが多いです．アイソトープで
確定診断を行いますが，胸水のグルコース濃度高値も参考になります．

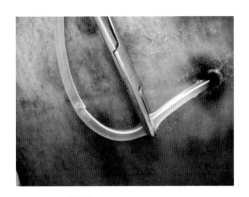

図10　カテーテル切断

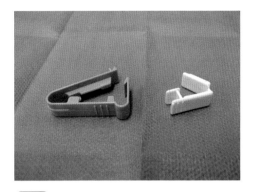

図11　カテーテルクランプ

接続チューブ交換時に使用する交換キットに付
属品で入っているので緊急時用に再利用する.

● Trouble：「出口部ケアの際にテープが剥がれず誤ってハサミで切ってしまいました」

　　　カテーテルが切断されると閉鎖回路が体外と交通するため不潔となり腹膜炎を起こしう
るので早急な対応が必要になります. まずは切断された両端を鉗子で咬んで（図10），体外
との交通を遮断し，チタニウムアダプターと接続チューブを清潔下で交換します. 専用の
カテーテルクランプを用いてもよいです（図11）. 予防的に抗菌薬を投与します. 出口部ケ
アの際にハサミを用いるのは厳禁ですので指導を行います.

　　処方例1：セファゾリン1g 静注

2）排液性状の異常

❶ 排液混濁

症例2

　69歳男性. 慢性糸球体腎炎により腹膜透析を開始し2
年が経過していた. 朝の排液時に排液混濁があり，排液し
た透析液を持参のうえ救急受診された（図12）. 腹痛や発
熱などはない. 診断と治療は？

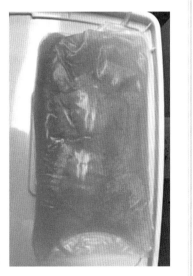

図12　混濁した排液

表2　排液混濁の原因

・感染性腹膜炎（細菌, 抗酸菌, 真菌）
・無菌性腹膜炎
・化学物質による腹膜炎
・好酸球性腹膜炎
・血性排液
・悪性腫瘍
・乳糜排液
・食事由来（油ものが多い食品摂取後）

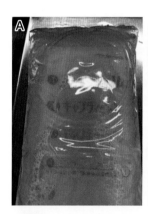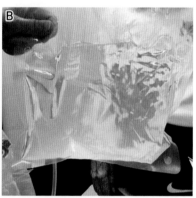

図13　正常な排液（A）と混濁した廃液（B）
A）後ろの文字が読める．B）腹痛はなく細胞数は正常であった．病歴にて油ものが多い食事を摂取したことが確認された．

　排液混濁の原因は多岐にわたりますが（表2, 図13），なかでもCAPD（continuous ambulatory peritoneal dialysis：連続携行式腹膜透析）腹膜炎は重要です．CAPD腹膜炎は腹膜透析の離脱原因で最も多いです．PD継続のためにも早期診断・早期治療介入によりカテーテルを温存することや二次予防のための再指導も重要になります．そのためには**菌体の同定が腹膜炎の原因（外因性・内因性）の推測に有用なため，丁寧な病歴の聴取（表3）と培養陰性を回避するための工夫が重要です**（表4）．原因は腹腔内・血行性波及に伴う内因性，不潔操作によるカテーテルを経由した外因性，出口部・トンネル感染からの波及による傍カテーテル感染があります．病歴・身体所見・画像検査（エコー, CT）などで原因を検索していきます．

 ここがポイント

　自宅で排液混濁を認めた場合は，その濁った液を持ってきていただくように患者指導で伝えています．

表3 感染経路を意識した病歴聴取と検索

感染経路		確認事項
内因性	経腸管感染	憩室炎，腸炎，胆嚢炎，膿瘍 手技に伴うもの（大腸ポリープ切除など）
	血行性感染	全身の菌血症に伴うもの
	経腟感染	手技に伴うもの（婦人科処置）
外因性	経カテーテル感染	不適切なバッグ交換手技（手洗い・手指消毒・マスク着用・換気・空調・カーペット・絨毯・ほこり・ペット・人の出入り・操作上のミスなど）
	傍カテーテル感染	出口部・トンネル部の発赤・腫脹・圧痛，排膿の有無

病歴・身体所見・画像検査（超音波検査，CT）などで原因を検索していく．

表4 培養陰性を回避するためのポイント

① 遠沈集菌培養と血液培養ボトルでの培養を行う検体処理は細菌検査室で施行
② 常温で放置した排液バッグから培養は提出しない
③ APDのタンクはもともと不潔なので培養には用いない
④ ③や腹腔内が空の場合には，新たに貯留した液（最低でも2時間以上）を提出する
⑤ 抗菌薬投与前に採取する
⑥ 採取したら速やかに検査室へ（温度管理）

APD：ambulatory peritoneal dialysis（携行式腹膜透析）

表5 CARD腹膜炎の診断基準[2]

① 腹痛あるいは排液混濁
② 排液中白血球数 100/μL 以上 または好中球50%以上*
③ 排液培養による菌の検出

*0.1×10^9/L以上（最低2時間の貯留後）で好中球が50%以上を満たす場合．APDの患者では，好中球の比率が50%以上であれば，たとえ細胞数が100/μL以下であっても腹膜炎と診断する．

CAPD腹膜炎の診断基準は表5の通りです．腹痛や発熱などは必ずしも伴わないこともありますので，**排液混濁があればまずは排液細胞数の確認を行うことが重要です**．検体処理に関しては，遠沈集菌培養（50 mLの透析液を3,000 gで15分間遠心分離し，3〜5 mLの滅菌した生理食塩水で沈殿物を再懸濁して固形培地や標準血液培地に植えつける）と血液培養ボトルの培養（好気性・嫌気性に5〜10 mLのPD排液を注入）の両者を行うことが望ましいです．当院では細菌検査室と協議し滅菌カップ50 mL×2本を検査室に提出して検査室で検体処理をしてもらうようにしています．

腹膜炎と診断した場合には，すみやかに初期治療を開始します．過去の感染履歴，感受性，施設での耐性菌状況を考慮しつつ，グラム陽性菌・陰性菌（緑膿菌を含む）の両方に対応した抗菌薬を選択します．

> **処方例①**：セファゾリン 1 g 24時間ごと 静注＋アミカシン 2 mg/kg 24時間ごと 静注
> **処方例②**：バンコマイシン 初回 1 g 静注＋セフタジジム 1 g 24 時間ごと 静注
> カテーテルの閉塞予防のためにヘパリン原液 500 単位 /L を注液バッグに混注したり，腹痛・混濁が強い場合には洗浄も考慮します．

　症例2では，排液細胞数が8,900/mm³，好中球比率90％でCAPD腹膜炎として**処方例①**のレジメンで治療を開始しました．後日排液の細菌培養からグラム陽性球菌が検出されました．病歴聴取でマスクを着用せずに交換していたとのことで，外因性が疑われ指導を行いました．

 ここがポイント
・排液混濁の場合には細胞数を確認する！
・丁寧な病歴聴取と培養陰性にしない工夫を意識する！

【Memo②】出口部感染（図14）
　出口部の発赤・排膿・圧痛など感染徴候がみられたら排膿のグラム染色と細菌培養を提出し抗菌薬の治療を行います．

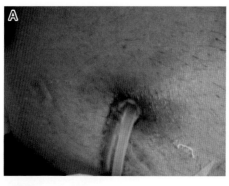 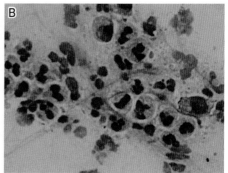

図14 出口感染症
A）出口部感染，B）排膿のグラム染色像．
出口部周囲の発赤，圧痛，出口部からの排膿を認める．膿のグラム染色ではグラム陽性球菌と多核白血球を認める．

【Memo③】血性排液（図15）

　若年女性の場合は生理周期に伴って血性排液を呈することがあります．透析ごとに徐々に薄くなっていくため，経過観察で問題はありません．ただし，腹痛を伴う場合や若年女性以外の場合には腹腔内の外科的疾患も鑑別する必要があります．

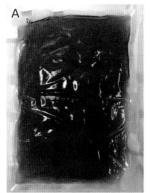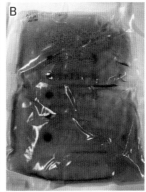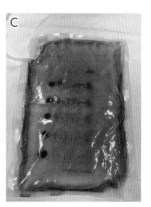

図15　血性排液
生理に伴うものであれば透析ごとに徐々に薄まっていく（A→C）．

おわりに

　本稿では腹膜透析のシステムの基本から救急室でよく遭遇する症例・トラブルを中心に解説させていただきました．本稿が先生方の日々の診療の参考になればありがたいです．

引用文献

1）Flessner MF：Peritoneal transport physiology：insights from basic research. J Am Soc Nephrol, 2：122-135, 1991（PMID：1954325）

2）「腹膜透析ガイドライン2019」（日本透析医学会 腹膜透析ガイドライン改訂ワーキンググループ／編），医学図書出版，2019
　↑腹膜透析に関する標準治療について記載さており教科書的に使用できます．腹膜炎治療で推奨される腹腔内への抗菌薬の投与量など専門的な治療内容に関しても記載されています．

3）Li PK, et al：ISPD peritonitis guideline recommendations：2022 update on prevention and treatment. Perit Dial Int, 42：110-153, 2022（PMID：35264029）
　↑CAPD腹膜炎の治療に関する国際腹膜透析学会のガイドライン．

4）Teitelbaum I：Peritoneal Dialysis. N Engl J Med, 385：1786-1795, 2021（PMID：34731538）
　↑CAPDのシステム・物質輸送について図とともにまとめられています．

5）常世田智明，他：卵管采による腹膜透析カテーテル閉塞に対し，腹腔鏡下に閉塞解除・卵管固定を施行した1例．日本透析医学会雑誌，45：187-191，2012
　↑組織巻絡の症例報告．カテーテル造影が診断に有用．

6）「腎臓内科レジデントマニュアル 改訂第8版」（今井圓裕，丸山彰一／編），診断と治療社，2019
　↑腹膜透析の分野も詳しく記載されています．

7）「腹膜透析・腎移植ハンドブック」（石橋由孝／編著，衣笠哲史／編集協力），中外医学社，2018
　　↑腹膜透析をさらに深く勉強したい先生にお薦めです．
8）「臨床透析ハンドブック 第4版」（飯田喜俊，他／監訳），メディカル・サイエンス・インターナショナル，2009
　　↑透析の教科書で日本語訳があります．
9）「National Kidney Foundation's Primer on Kidney Diseases, 8th ed.」（Gilbert SJ, et al, eds），Elsevier，2022
　　↑米国腎臓財団（NKF）が刊行する，腎臓病について包括的に記載されている教科書．

Profile

古閑和生（Kazuki Koga）

沖縄県立中部病院 腎臓内科
沖縄県の腹膜透析の推進・普及に向けて院内・院外や離島での活動を
行っています．当科では一般腎臓内科の診療（HD，PD，移植，ア
フェレーシス，電解質，腎炎，腎病理，CKD，AKIなど）や糖尿病・
内分泌・中毒疾患など幅広く診療を行っているほか，臨床研修教育病
院の役割として数多くの救急・総合診療症例も経験できます．沖縄県
や離島での診療に興味がある研修医・専攻医志望の先生方の応募をお
待ちしておりますので，ぜひ一度見学にいらしてください．

腎移植患者の緊急対応

白井佳那，谷澤雅彦

① ABO不適合腎移植患者に輸血する際は，新鮮凍結血漿と血小板製剤はAB型製剤を投与しなければならない（赤血球輸血は同型で構わない）

② 移植後感染症の鑑別は移植後のタイムラインである程度推測するが，"common is common" でもある

③ 腎移植後は常に拒絶反応の可能性を念頭におき，何らかの理由での免疫抑制薬の内服を中止する際には点滴製剤への変更を検討するなど中止期間を最小限にすべきである

④ 免疫抑制薬を調整する際（減量や再開など）や重症病態の際には，すみやかに移植施設へ連絡してアドバイスを仰ぐべきである

はじめに

　現在日本では腎移植が増加しており，また長期成績が良好であるために，今後非移植施設でも腎移植患者の対応をする頻度が増えると想定していますし，避けては通れないと考えます．腎移植患者は，診たことがない・免疫抑制薬を飲んでいる・責任がもてない・何が何だかわからない，という固定概念は捨て，『免疫抑制薬を内服している慢性腎臓病患者』である，とマインドセットを変えていただき，可能な限り初療や治療完結をしていただければと思います．もちろん腎移植患者が入院した際には腎移植患者を管理している病院・医師へ迅速に問い合わせ，連携を密にとって診療にあたってください．本稿は緊急対応がテーマですので，腎移植患者における輸血のこと，感染症のこと，内服ができない場合の免疫抑制薬の初期対応，その他tipsを解説していきます．

1 ABO血液型不適合臓器移植における術後輸血の注意点

　　生体腎移植は① ドナー（提供者）とレシピエント（移植を受けた患者）の間で血液型が完全に一致した移植（血液型適合腎移植），② Ｏ型のドナーからＯ型以外のレシピエントへ，あるいはAB型以外の血液型のドナーからAB型のレシピエントへの移植（血液型不一致腎移植），③ 上記以外の組合わせの移植（血液型不適合腎移植）に分けられます（表1）．一方で献腎移植（脳死あるいは心停止下ドナーからの腎移植）は血液型適合移植のみです．なぜ血液型で分類するかというと，ドナーの赤血球あるいは腎臓の血管内皮に発現しているABO血液型抗原に対し，レシピエント固有のABO血液型抗体が結合して拒絶反応を起こすからです．そのため，血液型不適合腎移植の患者のみ移植前にレシピエントのABO血液型抗体をとり除く血漿交換あるいはB細胞枯渇療法（リツキシマブ）の投与を行う必要があります．移植後は免疫学的寛容が生じ，しっかりと免疫抑制薬を内服していれば問題は少ないですが，移植後にドナー腎のABO血液型抗原に対するABO血液型抗体が新規に「輸血」されると，抗体が関与する拒絶反応を呈することがあります．

　　そのため大原則として，血液型不適合腎移植患者へ輸血する際は，新鮮凍結血漿（FFP）と血小板輸血はAB型製剤を投与しないといけません．その理由は，もし自己の血液型がA型のレシピエントが過去にB型のドナーから腎移植を受けた場合，A型のFFPや血小板製剤を輸血した場合，その輸血製剤には抗B血液型抗体が大量に含まれていて，B型抗原を発現している移植腎に拒絶反応を起こすことがあるからです．一方でAB型のFFPあるいは血小板には抗B血液型抗体のみならず抗A血液型抗体も含まれておらずA型のレシピエント自体にも投与可能であり，B型抗原を発現している移植腎にも影響がありません[1]．

> ## ここがポイント：輸血が必要な腎移植患者に出会ったら
>
> ・献腎移植の場合は全例血液型適合であるために，輸血に際しては患者と同型の輸血（全種類）をして構わない
> ・生体腎移植の場合は患者さんに血液型がドナーと同一かどうか確認する
> ① 全くの同型の場合は患者と同型の輸血（全種類）をして構わない
> ② 異なる場合：表1の血液型不一致の場合は同型の輸血（全種類）をして構わない
> ③ 異なる場合：表1の血液型不適合の場合は表2のように，輸血を行う
> 　　赤血球輸血：レシピエントの同型の血液型を輸血
> 　　血小板輸血と新鮮凍結血漿輸血：AB型を選択
> ・もし，超緊急時で腎移植をしたこと以外の情報が得られない場合は基本的にAB型の血小板・新鮮凍結血漿を選択し（赤血球液は同型で構わない），ABO血液型抗体による拒絶反応の回避を行うべきである．その後すみやかに移植施設や家族へ問い合わせる

表1　ドナーとレシピエントの血液型の関係

ドナー ＼ レシピエント	O型	A型	B型	AB型
O型	適合（一致）	適合（不一致）	適合（不一致）	適合（不一致）
A型	不適合	適合	不適合	適合（不一致）
B型	不適合	不適合	適合	適合（不一致）
AB型	不適合	不適合	不適合	適合

表2　血液型不適合腎移植の際に投与可能な輸血製剤の組合わせ[2]

レシピエント（腎移植患者）	⇐	ドナー（腎提供者）	輸血可能な赤血球	輸血可能な血小板，新鮮凍結血漿
O型	⇐	A型	O型	AB型
O型	⇐	B型	O型	AB型
O型	⇐	AB型	O型	AB型
A型	⇐	AB型	A型	AB型
B型	⇐	AB型	B型	AB型
A型	⇐	B型	A型	AB型
B型	⇐	A型	B型	AB型

2 移植後感染症

　腎移植患者の死因は心血管疾患と感染症が第1，2位を占めています．そのため感染症の予防・診断・治療が移植患者の予後に大きく影響するといえます．

　移植後早期の感染症は，レシピエントに潜伏感染していたウイルスが免疫抑制療法下で再活性化する，あるいは既感染のドナーから移植臓器を介してレシピエントにもち込まれ，そこで再活性化して発症する場合が多いとされています．例えば，サイトメガロウイルス（CMV）の抗体ミスマッチ移植〔ドナーCMV IgG抗体陽性からレシピエントCMV IgG抗体陰性（つまり未感染）のペア〕では，抗ウイルス薬の予防内服なしでは移植後早期かつ重篤なCMV感染症がほぼ必発します．また腎移植で用いる免疫抑制薬は主にリンパ球の機能を抑制する細胞性免疫抑制薬でありウイルス感染症や結核，細胞内寄生菌であるサルモネラ菌，リステリア菌，結核菌，ノカルジア感染症，真菌ではクリプトコッカスなどが感染しやすい状態にあります[3]．

　腎移植後感染症は移植後のタイムラインで考えると鑑別を絞りやすくなります（図）．そのため感染症が疑われるレシピエントが，移植後のどの時期にいるのかを紹介状や患者からの病歴聴取で把握しておく必要があります．移植後の免疫抑制療法の影響を受けやすいのは，移植後2カ月から6カ月くらいの免疫抑制療法の効果が強い時期であり，この時期の患者に対応するときは，腎移植特有の感染症をまず念頭におくべきです（図）．移植後

移植	医療関連感染 手術 / 器材関連	潜伏感染の再活性化，再発性・慢性の日和見感染	
			市中感染
	1カ月以内	1〜6カ月	6カ月以降

薬剤耐性病原体による感染症
- MRSA，薬剤耐性グラム陰性桿菌，非 *Candida albicans*
- VAP/ 誤嚥性肺炎
- カテーテル感染
- 創部感染
- *Clostridioides difficile* 腸炎

ドナー由来感染（稀）
- LCMV 感染症，狂犬病，HIV 感染症など

レシピエント由来感染症（保菌状態からの発症）
- アスペルギルス症，緑膿菌

PCP や抗ウイルス（HSV，CMV，HBV）の予防あり
- BKV 感染症・腎症
- *Clostridioides difficile* 腸炎
- HCV 感染症
- アデノウイルス感染症
- インフルエンザ
- クリプトコッカス症
- 結核
- リステリア症

予防なし（上記に加えて）
- PCP，ヘルペスウイルス感染症（HSV，VZV，CMV，EBV）
- HBV 感染症
- リステリア症，ノカルジア症，トキソプラズマ症

市中肺炎／尿路感染症
- 細菌感染症（肺炎球菌，大腸菌等）
- 肺真菌症（アスペルギルス，ムコール）
- ノカルジア症
- リステリア症

ウイルス感染症
- CMV 感染症
- 肝炎（HBV，HCV，HSV 脳炎）
- 市中ウイルス（インフルエンザ等）
- PML
- PTLD

図 固形臓器移植後の期間別感染リスク評価

MRSA：methicillin-resistant Staphylococcus aureus（メチシリン耐性黄色ブドウ球菌），VAP：ventilator-associated pneumonia（人工呼吸器関連肺炎），LCMV：lymphocytic choriomeningitis virus（リンパ球性脈絡髄膜炎ウイルス），HIV：human immunodeficiency virus（ヒト免疫不全ウイルス），PCP：pneumocystis pneumonia（ニューモシスチス肺炎），HSV：herpes simplex virus（単純ヘルペスウイルス），CMV：cytomegalovirus（サイトメガロウイルス），HBV：hepatitis B virus（B型肝炎ウイルス），BKV：BK polyomavirus（BKウイルス），HCV：hepatitis C virus（C型肝炎ウイルス），VZV：varicella zoster virus（水痘・帯状疱疹ウイルス），EBV：Epstein-Barr virus（EBウイルス），PML：progressive multifocal leukoencephalopathy（進行性多巣性白質脳症），PTLD：post-transplant lymphoproliferative disorders（移植後リンパ球増殖症）
文献3〜6を参考に作成.

6カ月経過後の感染症は，基本的には健常人とほぼ変わらなくなり，まずは市中の細菌性感染症を考えます（common is common）．そのほかは6カ月以降でも注意すべき移植後感染症の鑑別を見落とさないようにすることが重要です．移植後経過中に拒絶反応の治療を行った場合は，抗拒絶治療のために大量の免疫抑制薬を使用するので過剰免疫抑制状態となり，移植後感染症のタイムラインがリセット（移植後早期の状態に戻る）されます．そのため，拒絶治療歴の病歴聴取が重要です．

1) 感染症発生時の免疫抑制薬の考え方

❶ 細胞性免疫が関与するウイルス感染症など

免疫抑制薬の影響は明らか[7]であり，それぞれの特異的治療と免疫抑制薬減量で対応しますが，バイタルが安定している軽症例で特異的な抗ウイルス薬が存在する場合は免疫抑制薬の減量なしで経過をみることも実臨床では多くあります．中等症以上や入院を要するような場合は通常代謝拮抗薬〔ミコフェノール酸モフェチル（mycophenolate mofetil：MMF），アザチオプリン〕は中止，カルシニューリン阻害薬（calcineurin inhibitor：CNI）

は継続あるいは減量（血中濃度測定して適正化），ステロイド※は相対的副腎不全の可能性も考慮して同量継続か場合により増量します．COVID-19の場合は移植施設に抗ウイルス療法や支持療法，免疫抑制薬の調整方法は必ず確認すべきです．

※移植後はほとんどの患者でプレドニゾロン換算で2.5〜5.0 mg/日相当のステロイドを長期内服しています[8]．

❷ 一般細菌感染症（尿路感染症，肺炎など）

　一般細菌感染症の対応に関しては，抗菌薬治療と合わせて免疫抑制薬を減量するか否かは明確な基準はありません．軽症（非敗血症）であれば，抗菌薬治療のみで免疫抑制薬の減量とステロイドの増量の必要性はないと考えます．敗血症・重症肺炎などでは感染症自体の治療はもちろんですが，やはり代謝拮抗薬（MMF，アザチオプリン）は中止，CNIは継続あるいは減量（血中濃度測定して適正化），ステロイドは相対的副腎不全の可能性も考慮し増量が検討されます[8]．

　いずれにせよ，状態が落ち着けば，拒絶反応の抑制のためにすみやかに免疫抑制薬を元の量に戻す必要があります．

2）移植後感染症時のTips

　移植患者は必ず免疫抑制薬を内服しており，特にCNIは肝臓においてCYP3A4で代謝されるために，多くの薬剤との相互作用に注意しないといけません．抗菌薬ではマクロライド系（慢性気道感染症や *Helicobacter pylori* の除菌など）や抗真菌薬はCNIの血中濃度が上がり，抗結核薬のリファンピシンはCNIの血中濃度が低下します．また移植後患者の腎機能は単腎ゆえ，糸球体濾過量（glomerular filtration rate：GFR）が50 mL/分/1.73 m^{2}未満であることが多く，抗菌薬，抗ウイルス薬などの腎機能に合わせた投与量調整が必要です．移植後の一般市中感染症で多いのは尿路感染症ですが，移植患者で特に気をつける点としては，再発性尿路感染症の場合は，解剖学的・外科的異常（膀胱尿管逆流，尿管膀胱移行部狭窄）の存在が疑われるため，逆流や狭窄を診断・治療するために移植施設や泌尿器科へ紹介すべきです．

> **ここがポイント：腎移植後感染症**
> ・移植後感染症の原因は移植後のタイムラインで考える
> ・移植患者の感染症もcommon is commonである
> ・一部の抗菌薬は免疫抑制薬との相互作用があり使用には注意を要する
> ・移植後患者はGFR 50 mL/分/1.73 m^{2}未満となるために，抗菌薬や抗ウイルス薬の投与量には注意を要する

3 内服困難時の免疫抑制薬の使用方法

　消化管疾患や絶食となる状況下では，免疫抑制薬を内服から点滴製剤へ変更する必要があります．現在の免疫抑制療法の主流であるCNI，MMF，ステロイドのレジメンのなか

で，点滴製剤が存在するのが，CNIのタクロリムスとシクロスポリン，ステロイドのみです．MMFは点滴製剤がないために内服中止時は投与できません．腎移植後は常に拒絶反応の可能性を念頭におき，内服中止期間を最小にすることが求められます．詳細は『免疫抑制薬TDM標準化ガイドライン2018』[9] を参照するか，移植施設へ問い合わせをお願いします．

4 その他のTips

❶ 中心静脈カテーテル

腎移植は腎動脈と内腸骨動脈あるいは外腸骨動脈，腎静脈と外腸骨静脈，尿管と膀胱を吻合します．何らかの理由で中心静脈カテーテルを挿入する際に，昨今では内頸静脈が第一選択として使用されることが多いと推測されますが，**大腿静脈より挿入する際には，可能な限り移植側を避けるべきです**．なぜなら，挿入部から中枢に向かい静脈内血栓形成が生じれば血流障害を呈する可能性があるためです．

❷ シャント

移植後であっても透析歴がある患者は透析用の自己血管内シャントあるいは人工血管を保有している場合があります．その際には採血や血管路確保の際は非シャント側の上肢を利用するべきです．

❸ 基本的に免疫抑制薬は毎日内服する

腎移植患者は基本的に「免疫抑制薬を飲まない」ことはありえないために，前述した減量や休薬をする状況になければ，必ず内服するものと考え処方忘れや投与量間違い（1日1回製剤，1日2回製剤が混在しています）などを起こさないように注意してください．

❹ 薬物相互作用

抗菌薬のところで触れましたが，CNIはCYP3A4による代謝を受けます．非ジヒドロピリジン系のカルシウム拮抗薬，HMG-CoA阻害薬，抗てんかん薬，一部の抗ウイルス薬，グレープフルーツなどはCNIの濃度が上昇するために注意を要します．また高カリウム血症への懸念からも本邦の添付文書上，スピロノラクトンとタクロリムスは併用禁忌となっています．詳細は薬剤師に確認が必要です．

❺ 移植部の痛みの対応

移植部の痛みや圧痛の原因は，拒絶反応，感染症，尿管狭窄/閉塞，創部のヘルニアや痛みなどが考えられます．身体所見とCT，超音波検査などの画像診断で器質的な病変を除外していきます．それでも原因が不明で鎮痛薬などで改善しない場合はすぐに移植施設に相談してください．

おわりに

　今後さらに腎移植患者が増え，腎移植患者をあらゆる場面で診察・診療する機会が増えることが想定されます．非移植施設で移植患者の緊急対応をする場面に遭遇した際に本稿が助けになれば幸いです．

引用文献

1）Chung Y, et al：Choice of ABO Group for Blood Component Transfusion in ABO-Incompatible Solid Organ Transplantation：A Questionnaire Survey in Korea and Guideline Proposal. Ann Lab Med, 42：105-109, 2022（PMID：34374356）

2）「必携 内科医のための臓器移植診療ハンドブック」（日本移植学会 Transplant Physician 委員会/編），ぱーそん書房，2023

3）Karuthu S & Blumberg EA：Common infections in kidney transplant recipients. Clin J Am Soc Nephrol, 7：2058-2070, 2012（PMID：22977217）

4）Fishman JA：Infection in solid-organ transplant recipients. N Engl J Med, 357：2601-2614, 2007（PMID：18094380）

5）Fishman JA：Introduction：infection in solid organ transplant recipients. Am J Transplant, 9 Suppl 4：S3-S6, 2009（PMID：20070692）

6）Green M：Introduction：Infections in solid organ transplantation. Am J Transplant, 13 Suppl 4：3-8, 2013（PMID：23464993）

7）Säemann M & Hörl WH：Urinary tract infection in renal transplant recipients. Eur J Clin Invest, 38 Suppl 2：58-65, 2008（PMID：18826483）

8）Mella A, et al：Bacterial and Viral Infection and Sepsis in Kidney Transplanted Patients. Biomedicines, 10：701, 2022（PMID：35327510）

9）「免疫抑制薬TDM標準化ガイドライン2018［臓器移植編］第2版」（日本TDM学会，日本移植学会/編），金原出版，2018

Profile

白井佳那（Kana Shirai）

聖マリアンナ医科大学 腎臓・高血圧内科
今後，救急外来などで腎移植患者さんを診る機会が増えることが想定されます．私もまだまだ修行の身ですが，本稿で学んだことを臨床に活かしていただければ嬉しいです．

谷澤雅彦（Masahiko Yazawa）

聖マリアンナ医科大学 腎臓・高血圧内科
働き方改革のなか，どういう医師が生き残り・淘汰されていくのか非常に興味がありますが，ある程度先人たちが答えを導き出してくれている気がします．自身の置かれている立場でいろいろと模索しながら有意義な研修を送ってください．

2022年11月号 (Vol.24 No.12)

腎を救うのはあなた！
急性腎障害の診かた

AKIの初期評価から腎代替療法、コンサルトまで
長期フォローにつなげる "一歩早い" 診療のコツ

谷澤雅彦, 寺下真帆／編

□ 定価2,200円(本体2,000円+税10%)　□ ISBN 978-4-7581-1688-6

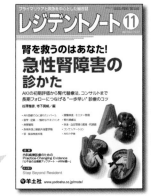

読者の声

- 「診断から重症度，治療に関して網羅的に解説されていて勉強になりました」
- 「AKIは日常的に遭遇する機会の多い病態ですが，その疫学についてはこの特集で初めて知りました．またTPOを踏まえた病歴聴取は今後ぜひ取り入れてみたいと思いました」

2021年9月号 (Vol.23 No.9)

治療効果が変わる！
利尿薬の選び方・使い方

根拠をもって使うための基本知識と病態に応じた処方のコツを教えます

龍華章裕／編

□ 定価2,200円(本体2,000円+税10%)　□ ISBN 78-4-7581-1667-1

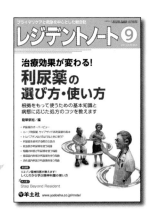

読者の声

- 「どの科でも利尿薬が投与されている患者さんはいますが，各科ドクターが何を目的に使用しているのかイマイチ理解できていなかったので，この特集で整理することができてよかったです」
- 「フロセミドなどのよく使う利尿薬に関して，薬理から実際の使用法まで触れられていて充実した内容でした」

増刊2021年12月発行 (Vol.23 No.14)

腎疾患の診察・検査　できてますか？

診断精度からポイント・落とし穴・本音・限界まで
現場で活躍中の指導医たちがやさしく語る！

谷澤雅彦／編

□ 定価5,170円(本体4,700円+税10%)　□ ISBN 978-4-7581-1672-5

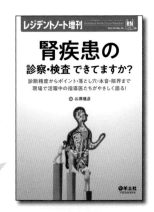

読者の声

- 「腎不全によって薬物動態や代謝が異なることはよく知られていると思いますが，具体的にまとめられている書籍はあまりなかったので，とても役立ちました」
- 「診療をするなかで疑問に思うことのある身体診察や検査などについて，感度・特異度の値を加味しながら解説されていて参考になりました」

詳細は レジデントノート HPで！

最新情報もチェック ▶

- residentnote
- @Yodosha_RN
- rnote_yodosha

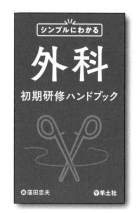
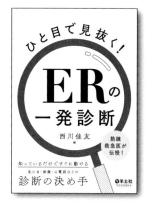
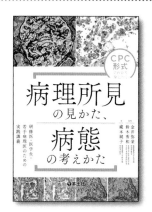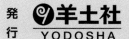

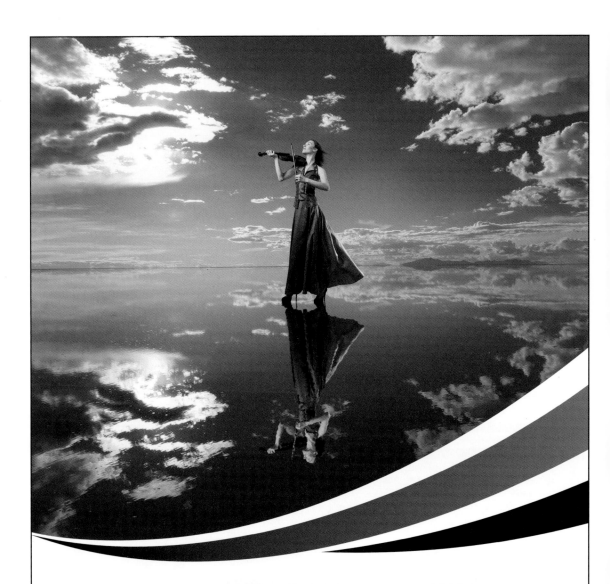
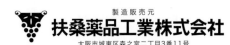

臨床検査専門医がコッソリ教える… 検査のTips!

シリーズ編集／五十嵐 岳（やこう内科クリニック），後藤和人（東海大学医学部 臨床検査学）

第82回 COVID-19の入院時ユニバーサルスクリーニングは意味があるのか？

荒岡秀樹

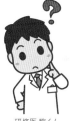

研修医 臨くん

先生，COVID-19の院内感染のリスクを最小化するため，全患者に対する入院時検査（ユニバーサルスクリーニング）を行う病院があると聞きました．この方針は，どのくらい意味があるものと考えられるのでしょうか．

そうだね，ユニバーサルスクリーニングを採用した群と採用しなかった群での前向き比較試験結果はないんだ．限られたエビデンスを吟味し，施設の特性に合わせた戦略をとるのが妥当と考えられるよ．

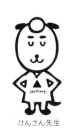

けんさん先生

解 説

　ユニバーサルスクリーニングの実施については肯定的な意見（Pros）と否定的な意見（Cons）のどちらもあるんだ．それぞれ見ていこう！

● 肯定的な意見から（Pros）

① 無症状（あるいは症状の自覚がない）感染者を特定できる

　COVID-19は無症状，あるいはほとんど症状の自覚がない患者がある程度の割合を占めていることが知られている．そして，その無症状患者から他者へ感染を起こしうる．入院時にCOVID-19を疑う症状や病歴聴取のみではトリアージは不十分であり，院内感染防止を目的として全患者に対する入院時検査を行うことは妥当である．

② 病院内には感染してはいけない患者が多く存在するため，検査が必要である

　COVID-19は，これまでウイルス（SARS-CoV-2）側が変異をくり返し，その毒性や感染性も異なる．2023年度に流行している株は，毒性（重症化率）が低下しているものの（ワクチンの普及や治療方法の進歩などの要因も大きい），感染性は依然として高い．また，病院内には多くの免疫不全患者が入院しており，これらの集団が感染すると重症化率や致死率が高いことが知られている．よって，これらの患者を守るという観点からも，少しでも院内感染のリスクを低下させる目的で，全患者に対する入院時検査を行うことは妥当である．

● 否定的な意見から（Cons）

① 検査の感度やタイミングの問題

　感染の有無を評価する検査として，日本で主に利用されている方法には，核酸検査（PCR法など），抗原定量検査，抗原定性検査がある（検査の精度管理も重要なポイントであるが，本稿で

は文字数の関係で省略する). 最も感度が高いとされるPCR法を採用しても, すべての感染者を特定できるわけではない. 入院時無症状でPCR陰性, 入院数日以内に発熱等の症状が出現しPCR陽性, といったいわゆる「入院時すりぬけ」症例は, 皆さんも経験済のはずである.

また, 逆に感染後しばらくPCR陽性が持続することも知られている. つまり最近の感染であるものの検査時点では他者への感染性が失われている症例まで拾い上げてしまい, 結果的に不要な隔離が増えてしまうということも起こりうる.

② コストや人員の問題

全患者に対する入院時検査を導入すると, そこに割く人員やコストの面が無視できない. 特に病床数が多く, 新規入院患者数が多い性質の病院ほど, 厳しい状況になるかもしれない.

③ 検査の対象は入院患者のみでよいのか?

全患者を対象に入院時のみ検査を行うことの妥当性はあるのか. 病院内でのウイルスの拡がりの契機が, 入院患者の持ち込みのみではないはずである. 例えば, 医療従事者が持ち込むリスクはどのようにアセスメントすべきか. さらには, 長期入院中の患者は定期的な検査は不要か. 患者対象の入院時検査のみでは意義が薄く, 賛成できない.

● では, 実際はどのようにするべきか?

日本では, COVID-19の位置づけは「新型インフルエンザ等感染症 (いわゆる2類相当)」としてきたけど, 2023年5月8日から「5類感染症」に変更となったよね. 社会的な側面からも, 全患者に対する入院時検査は, 多くの病院で廃止あるいは縮小されているね.

ただし, この戦略についての科学的な検証, 決着はついていないんだ. 依然として, 院内感染防止を目的とした有効な検査の戦略の位置付けは検証段階と考えられるね.

以下に文献5〜7の記載を参考にしつつ, 入院時ユニバーサルスクリーニングを行うべきかの判断時に考えるべきことについて, 筆者の意見をまとめてみたよ.

① ウイルス側の毒性 (重症化率, 死亡率)

重症化率, 死亡率が非常に高い流行株の場合には, 院内に入り込むリスクは許容できない. 全患者に対する入院時検査は妥当・有効な可能性がある.

② 宿主側の要因

感染すると高い重症化率や死亡率を呈することが知られている集団があれば, その集団に限定した入院時の検査や, あるいは入院中の定期的な検査も許容される可能性がある. 具体的には, 造血細胞移植や固形臓器移植レシピエントなどが考えられる.

③ 市中の流行状況

市中の流行状況が深刻なフェーズでは, 当然病院内にウイルスが持ち込まれるリスクが高まる. よって, そのような状況では, 院内感染のリスクを少しでも下げるため, 全入院患者に対する入院時検査も妥当な可能性がある. ただし, どのレベルの流行状況でこの戦略を導入するかの線引きは困難である.

④ 病院の特性

病院の個室・大部屋の割合 (大部屋で感染者が1名出たときに他者へ感染する割合は20〜40％と高率であることが報告されている), 定時入院や緊急入院の割合, 病床数など, 病院の特性によっても考え方は異なるだろう.

⑤ 検査方法の工夫

　PCR法は最近の感染でも陽性となり，現在の他者への感染性を示すものではない．Ct値を参考にする戦略や，あるいは抗原定量検査の有用性も一部で示唆されている．

感染対策には包括的戦略が必要！

　検査単独の戦略には限界がある．全患者に対する入院時検査は，あくまで戦略の1つに過ぎないんだ．COVID-19は無症状感染者がいる，また有症状者も症状出現前から他者への感染性を有する，ということから，感染ゼロリスクという目的達成はほぼ不可能だよね．一定数の感染者（患者のみならず職員も）が病院内に存在するという想定下で，**平時から院内感染対策のレベルを上げておくことが重要であり，感染対策の包括的戦略が求められているよ！**

　ウイルス側の要因，宿主側の要因，市中の流行状況，病院の特性などを
総合的に勘案して戦略を立てる必要があるよ！

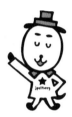

最近の参考文献

（日本からのPros）
1）Morishima M, et al：Universal admission screening for COVID-19 using quantitative antigen testing and questionnaire screening to prevent nosocomial spread. PLoS One, 17：e0277426, 2022（PMID：36355849）
↑筆者たち虎の門病院からの報告．抗原定量検査によるユニバーサルスクリーニングと病歴聴取の組み合わせが有用．

2）Nakamura I, et al：DNA amplification tests at universal pre-admission screening with enhanced precaution strategies for asymptomatic patients with COVID-19. IJID Reg, 7：6-10, 2023（PMID：36618878）
↑東京医科大学からの報告．核酸検査による入院時検査戦略．

（日本からのCons）
3）Honda H, et al：Discontinuation of admission screening for coronavirus disease 2019（COVID-19）and the impact on in-hospital clusters of COVID-19：Experience at a tertiary-care center. Infect Control Hosp Epidemiol：1-4, 2023（PMID：37088552）
↑藤田医科大学からの報告．入院時ユニバーサルスクリーニングを中止しても大きな負の影響はなかった．

（台湾からのPros）
4）Wu HH, et al：Coronavirus disease 2019（COVID-19）universal admission screening in patients and companions in Taiwan from May 2021 to June 2022：A nationwide multicenter study. Infect Control Hosp Epidemiol：1-7, 2023（PMID：37462097）

（米国からのCons）
5）Talbot TR, et al：Asymptomatic screening for severe acute respiratory coronavirus virus 2（SARS-CoV-2）as an infection prevention measure in healthcare facilities：Challenges and considerations. Infect Control Hosp Epidemiol, 44：2-7, 2023（PMID：36539917）

（米国感染症学会雑誌 Viewpoint articles：Pros）
6）Rhee C, et al：In Support of Universal Admission Testing for SARS-CoV-2 During Significant Community Transmission. Clin Infect Dis：, 2023（PMID：37463411）

（米国感染症学会雑誌 Viewpoint articles：Cons）
7）Brust K, et al：Asymptomatic testing of hospital admissions for SARS-CoV-2：Is it OK to stop? Clin Infect Dis：, 2023（PMID：37463415）

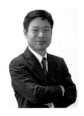

今月のけんさん先生は…
虎の門病院 臨床感染症部の荒岡秀樹でした！
臨床感染症学，臨床検査医学，臨床微生物学に興味をもって臨床と研究を行っています．虎の門病院は血液悪性腫瘍，固形腫瘍患者が多く，「免疫不全患者の感染症」をメインテーマに検査や治療などの発信を行っています．興味のある方は，ぜひ h-araoka@toranomon.gr.jp まで連絡を．

日本臨床検査医学会・専門医会 広報委員会：
五十嵐 岳，上蓑義典，江原佳史，尾崎 敬，木村 聡，久川 聡，後藤和人，千葉泰彦，常川勝彦，西川真子，藤井智美，増田亜希子

日本臨床検査医学会
Japanese Society of Laboratory Medicine

日本臨床検査専門医会

臨床検査専門医を
目指す方へ

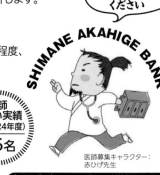
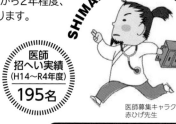

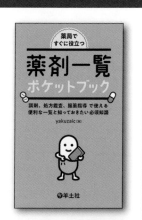

考える 心電図

心電図波形を解釈するだけでなく，心電図と病歴，症状などから潜んでいる病態・疾患を考え，さらに対処方法や次にどういった検査を行えばよいかまで解説します．

波形と症状，検査所見から診断・病態を読み解く

第10回 労作時息切れの診断を心電図から考える

森田　宏（岡山大学学術研究院医歯薬学領域 先端循環器治療学），杉山洋樹（岡山済生会総合病院 内科）

▶ はじめに

今回は急に起こった労作時息切れで受診した例を示します．

症例1 労作時息切れの77歳女性．

【主訴】息切れ．

【現病歴】77歳女性，高血圧で近医通院中であった．生活は自立しており，家事や買い物等も普通に行っていた．昨日の朝起床時から，息切れ，動悸を自覚し，普段行っている家事でもすぐに息切れを感じた．翌日には安静時にも息切れするようになり，近医受診した．症状から心疾患を疑い，心電図（図1）を記録した．

【既往歴】70歳より高血圧で加療中．

【家族歴】特記事項なし．

【近医受診時身体所見】意識清明，身長152 cm，体重66 kg，血圧92/60 mmHg，心拍数110回/分，酸素飽和度93％（室内気）．下肢に軽度の浮腫を認めた．近医外来受診時の心電図を図1に示す．

▶ 心電図の所見・診断は何が考えられるか？

救急外来受診時の心電図は心拍数122回/分（RR間隔0.49秒），整でP波は左房負荷所見（V1誘導でP波後半の陰性成分）以外は正常波型と考えられ，洞頻拍です．PQ間隔は0.16秒，QRS幅は0.95秒で正常範囲です．QRS軸は−36°で左軸偏位を示します．QRS波形はV1誘導でrsr's'型，V5誘導でやや幅の広いS波を認め，不完全右脚ブロックです．四肢誘導ではI誘導に深いS波，III誘導ではrS型がみられます．陰性T波がIII，aVF，V1～V4誘導でみられます（→）．明らかなST上昇・低下はみられません（図2）．

心電図では確定的な所見に乏しいため，重症の疾患から鑑別が必要です．**陰性T波からは，急性冠症候群，たこつぼ心筋症，急性肺塞栓症といった疾患があげられ，自覚症状もあわせると心不全も考える必要があります**．まず，外来で心エコーを行いました．心エコーでは心室壁運動異常はみられず，右室拡大，心室中隔の左室側への圧排を認めました（図3A，→）．造影CT（図3B）では肺動脈内血栓が造影欠損として認められます（▶）．

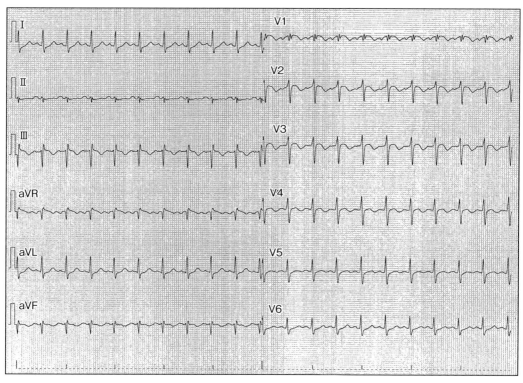

図1 ● 症例1：近医外来受診時の心電図
息切れで受診したときの心電図.

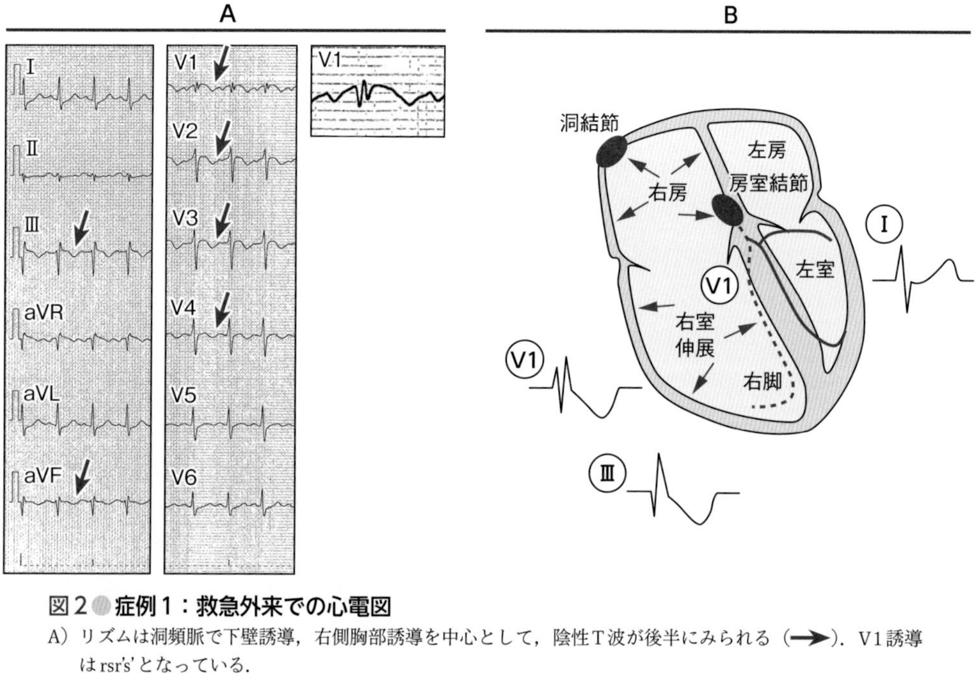

図2 ● 症例1：救急外来での心電図
A）リズムは洞頻脈で下壁誘導，右側胸部誘導を中心として，陰性T波が後半にみられる（➡）．V1誘導はrsr's'となっている．
B）急激な右心系圧負荷・伸展（➡）による右脚の伝導遅延のため，右脚ブロックとなっている．また急激な右室圧負荷によって下壁誘導・右側胸部誘導で陰性T波が出現する．

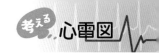

A) 心エコー

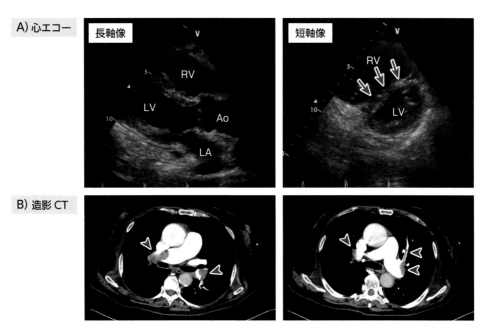

B) 造影CT

図3 ● 心エコーと造影CT検査
心エコー（A）で右室拡大，心室中隔の圧排がみられる（短軸像➡）．造影CT（B）では肺動脈内血栓が造影欠損として認められる（▷）．
RV：右室，LV：左室，LA：左房，Ao：大動脈

> **＊左房負荷**：V1誘導のP波の後半成分が陰性で，幅1mm（0.04秒），深さ1mm（0.1mV）以上の場合，左房負荷と診断します．
>
> **＊QRS波形の記載の決まり**：上向きのspikeをR波とし，r波よりも前の陰性波をQ波，R波より後の陰性波をS波とします．複数のR波，S波がある場合はRSR'S'R"というように記載します．Q波は最初のR波の前の陰性波を指すため，常に1つしかありません．R波，S波がそれほど大きくない場合は小文字のr，sを使用します（大きさを表す明確な定義はない）．

▶ 息切れの原因は何が考えられるか？

　　心エコーの所見は右心室圧の上昇を示しています．心電図で洞頻脈，不完全右脚ブロック，前胸部・下壁誘導の陰性T波を認め，先ほどあげた鑑別疾患のなかで，急な息切れ，右室拡大をきたすものは急性肺塞栓症です．造影CTでも肺動脈内の血栓（図3B），下肢静脈血栓も認め，急性肺塞栓症と診断されました．

　　急性肺塞栓症でみられる心電図変化として，① 洞頻脈，② 不整脈（心室期外収縮，心房細動・粗動，重症例で心室細動・心停止），③ 陰性T波（下壁誘導，V1～V4誘導，右心負荷所見をあらわします），④ $S_1Q_3T_3$パターン（I誘導でのS波，III誘導でのQ波・陰性T波，急性の右室拡大による変化），⑤ 右軸偏位，ST低下，⑥ 新規に出現した不完全・完全右脚ブロックがあります．この症例では①，③，④，⑤がみられています．考え方としては急な右心圧負荷

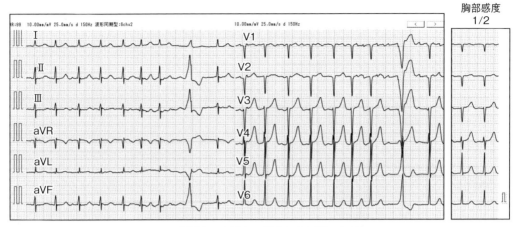

図4 ● 症例2：息切れで受診した男性の心電図

で右室が拡大し（S$_1$Q$_3$T$_3$パターン，陰性T波，右軸偏位），拡大により右脚が伸展され（不完全右脚ブロック），心拍出量の低下から洞頻脈となると考えられます．**急な息切れで，陰性T波や不完全右脚ブロックがみられた場合，急性肺塞栓症も鑑別にあげられるようにしましょう．**

診断 急性肺塞栓症

同様に労作時息切れで受診した症例の心電図を提示します（図4）．

症例2 77歳男性，半年くらい前から坂道で息切れを自覚するようになった．息切れはしだいに悪化し，平地歩行200 m程度でも一休みしなければならなくなった．息切れが改善せず，外来を受診した．
【外来受診時身体所見】身長170.5 cm，体重61.1Kg，血圧122/90 mmHg，心拍数85回/分，肺音清，心雑音なし，下腿浮腫なし．外来受診時の心電図を示す（図4）．

▶ 心電図の所見は？

外来受診時の心電図はRR間隔不整で，心拍数は約108回/分です（図5）．心拍数はRR間隔不整の場合，数回計測して平均値を出す方法と，記録中に何拍R波があるかで大まかに計算する方法があります．この例では胸部，四肢は5秒ずつの同時記録で，5秒間にR波が9個あるので60秒では9 × 12 = 108となります．P波は消失し，細かい基線の揺れとなっています．8拍目に幅の広いQRSを認めます．QRS幅は正常範囲で，QRS軸は＋24°です．V1〜V2誘導でR波がみられずQS型，V3誘導で小さいr波を認めます．ST-Tについては異常はみられません．

この心電図ではRR間隔はすべて不整で，絶対性不整脈の状態です．P波が消失し，f波となっており，心房細動と診断できます．幅の広いQRSは洞調律の波形と異なり，心室期外収縮と考えられます．深いQ波は（幅0.04秒，高さがR波の1/4以上）異常Q波と診断され，心筋梗塞

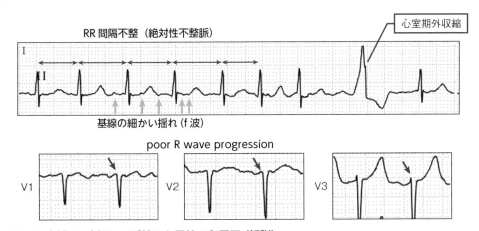

図5 ● 症例2：息切れで受診した男性の心電図（解説）

RR間隔不整（◀▶）で絶対性不整脈，P波は消失しf波がみられ心房細動と診断できる．胸部誘導ではV1〜V3のR波漸増不良（poor R wave progression）を認め，陳旧性前壁中隔梗塞を疑う所見である（➡）．

などによる心筋脱落を示します．また，正常よりも小さいr波は障害された心筋部位のなかに一部心筋が残存している可能性を示します．この例のように，**V1誘導からV3（ないしV4）誘導でR波が順調に伸びてこない所見をpoor R wave progression（R波増高不良）といい，陳旧性前壁中隔梗塞を疑う所見**となります．

▶ 診断は何か？

心電図で陳旧性心筋梗塞の所見があり，心エコーを行いました（**図6**）．心エコーでは左室収縮末期・拡張末期径は44 mm・34 mmで左室駆出率は34％と左室機能の低下が認められました．左室拡大はありません．壁運動異常は左室全周性の低下で，前壁中隔が特に悪いという所見ではありませんでした．左室壁厚は13〜14 mmで全周性の肥大を認めます．軽度の大動脈弁逆流，僧帽弁逆流を認める程度で，有意な弁膜症はありませんでした．**このように心エコーで左室肥大が目立つものの，心電図では肥大所見がはっきりせず，poor R wave progressionを認める場合，心アミロイドーシスが鑑別にあがります．**以前は心アミロイドーシスは心不全死に至ることが多く，予後不良の疾患でしたが，近年では特異的な治療薬の開発もあり，アミロイド沈着の抑制，予後の改善につながっています．また，以前考えられていたよりも心アミロイドーシスが稀な疾患でないこともわかってきました．

心アミロイドーシスでみられる心電図はアミロイドの心筋沈着・障害による所見が主で，低電位，R波増高不良，心筋梗塞様波形，房室ブロック・脚ブロック，心房細動，心室性不整脈があり，突然死をきたす可能性もあります（**図7**）．

診断 **心アミロイドーシス**

A) 左室長軸像

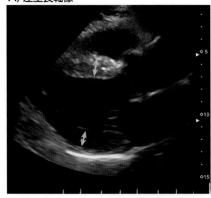

B) 左室短軸像

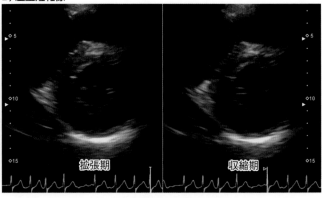

拡張期　　　　　　収縮期

図6 ● 症例2：心エコー

A）長軸像：心室中隔，左室下壁とも肥大を認める（◀▶ 壁厚15～16 mm）.
B）短軸像：左室拡大は認めないが全周性に収縮性の低下を認める.

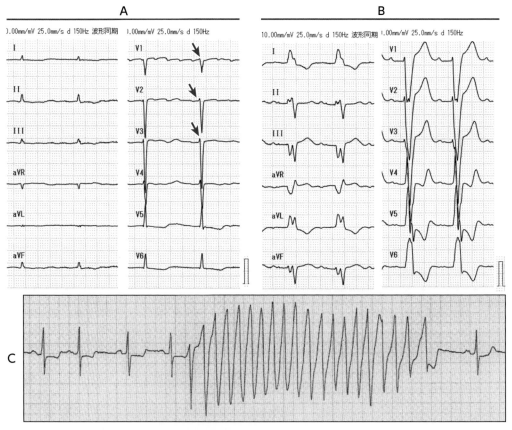

図7 ● 心アミロイドーシスでみられる心電図変化

A）四肢誘導のQRS電位（R波頂点からS波下まで）は5 mm以下で低電位である. また胸部誘導ではV1～V3誘導でR波
　が増高せずpoor R wave progressionの所見である（➡）. 心房細動も認める.
B）V5～V6誘導でRR'型の幅広いQRS波形となっており，完全左脚ブロックの所見である. PQ間隔は0.25秒で延長を認
　め，1度房室ブロックである.
C）心アミロイドーシス症例で認められた多形性心室頻拍. 突然死リスクの高い心室頻拍である.

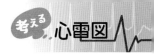

▶ おわりに

　息切れは心不全症状の一部分ですが，今回の症例のような急性肺塞栓症，心アミロイドーシスは日常臨床でも比較的よくであう疾患です．このほかにも一般的に思い描くような心不全以外でも徐脈（洞不全症候群や房室ブロック）で労作時に心拍数が上昇しないことから息切れをきたすこともあります．こういった症例を稀なものと考えずに鑑別にあげるように心掛けましょう．

◆ 参考文献

1 ）Surawicz B, et al：AHA/ACCF/HRS recommendations for the standardization and interpretation of the electrocardiogram：part III：intraventricular conduction disturbances：a scientific statement from the American Heart Association Electrocardiography and Arrhythmias Committee, Council on Clinical Cardiology; the American College of Cardiology Foundation; and the Heart Rhythm Society. Endorsed by the International Society for Computerized Electrocardiology. J Am Coll Cardiol, 53：976-981, 2009（PMID：19281930）
2 ）「臨床循環器学」（伊藤 浩，坂田泰史／編），文光堂，2021
3 ）「Goldberger's Clinical Electrocardiography, 9th Edition」（Goldberger AL, et al, eds），Elsevier, 2017

森田　宏
（Hiroshi Morita）
岡山大学学術研究院医歯薬学領域 先端循環器治療学
1992年岡山大学卒業，岡山大学病院，大阪市立総合医療センターで研修を行い，2004年から3年間，米国インディアナ大学クラナート心臓研究所に留学．2013年より現職．

杉山洋樹
（Hiroki Sugiyama）
岡山済生会総合病院 内科
1999年鳥取大学卒業．
2015年より現職．

判断力を高める！救急外来での他科コンサルト

第4回

咽頭痛

編集／一二三 亨

堀江勝博

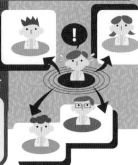

はじめに

　一般的外来にて，咽頭痛を主訴に来院される患者はかなり多く，一般外来を受診する患者の4％程度と報告されています[1]. ほとんどがウイルス性咽頭炎を含めた感染症による咽頭炎であると思われます. 咽頭痛をきたす疾患のなかには稀ではあるが，急速に症状が進行し，気道緊急で致死的な状態になるものもあります. また，咽頭痛といっても，必ずしも咽頭や扁桃に異常があるとは限りません.

　忙しい救急外来の診療のなかでも，数多くの患者からこういった重症の疾患を見逃さないようにする必要があります.

「咽頭痛」を侮るなかれ. 気道緊急を見逃さない！

症例1 54歳男性.

【既往歴】2型糖尿病

【現病歴】来院数日前から咽頭痛をきたしていた. 来院当日に咽頭痛の増悪，呼吸困難が出現し，救急要請され当院に搬送となった.

あなた「今日はどうされましたか？」

患　者「数日前からのどが痛くて…今日から唾も飲み込めなくなりました. 夜も呼吸が苦しくて眠れていないです…」

あなた「のどの診察をしますね～」

あなた（扁桃は腫れてないし，咽頭の発赤もないな）

あなた「最近インフルエンザや新型コロナウイルス感染症が流行ってますからね. 検査しておきましょう！」

上級医「あ，そういや咽頭痛の患者さんどうだった？」

あなた「多分ウイルス性咽頭炎だと思います. 唾が飲み込めなくなるくらいって大袈裟ですよね～」

上級医「唾が飲み込めないくらい…？ 咽頭の所見どうだった？」

あなた「え？ 咽頭はほとんど赤くなかったですし，熱が出て咽頭痛があったら咽頭炎で
　　　　すよね？」

上級医「咽頭所見の乏しい激しい咽頭痛は，急性喉頭蓋炎の可能性があるね」

▶ 咽頭痛を見たらまず，気道緊急の徴候がないかを確認

　気道緊急とは無反応，無呼吸，瀕死の呼吸状態など直ちに何らかの気道確保が必要な状態で，重症患者のなかでも一刻を争う最重症な状態です．咽頭痛の患者を見たらまず，病歴聴取と身体所見で，気道緊急の可能性がある徴候（いわゆる red flag sign）を見逃さないようにしましょう．気道緊急を疑うべき徴候を表1にまとめます．

　表中の三脚位（tripod position）とは，座位で両手を膝の直上におき，体幹を前傾，頸部を過進展される体位です（図1）．仰臥位では気道閉塞し，症状が増悪しますが，三脚位をとることで自然に呼吸がしやすくなります．

▶ 咽頭痛の鑑別

　① 急性喉頭蓋炎，② 扁桃周囲膿瘍，③ 咽後膿瘍，④ Ludwig's angina，⑤ Lemierre 症候群の5つは「5 killer sore throat」と呼ばれます．これらは上記の気道緊急になりうる内科的疾患であり，必ず覚えておかなければなりません．これらの内科的疾患に，**アレルギーによるアナフィラキシー，気道異物**も加えておくとよいでしょう．

表1 ● 気道緊急を疑わせる徴候

病歴聴取	身体所見
くぐもった声	Stridor
嗄声	三脚位
流涎	咽頭の所見が乏しい
突然発症	開口障害
呼吸困難	前頸部に著明な圧痛
嚥下障害	頸静脈に沿った圧痛

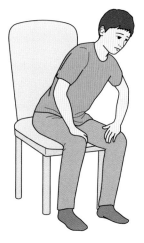

図1 ● 三脚位（tripod position）
文献2より引用.

表2 ● 咽頭痛の鑑別疾患

		口腔内の疾患	口腔外の疾患
急性咽頭炎	細菌性咽頭炎	A群溶血性連鎖球菌	急性冠症候群
		C群やG群溶血性連鎖球菌	急性大動脈解離
		口腔内嫌気性菌（Fusobacteriumなど）	亜急性甲状腺炎
		STD（淋菌やクラミジアなど）	特発性縦隔気腫
		ジフテリア	石灰化沈着性腱長筋膜炎
	ウイルス性咽頭炎	アデノウイルスやコクサッキーウイルスなどの一般的な風邪のウイルス	
		インフルエンザ	
		COVID-19	
		伝染性単核球症（EBV，CMVなど）	
		急性HIV感染症	
無顆粒球症			

上記の疾患以外は，口腔内に病変があるか，口腔外に病変があるかで鑑別するとよいでしょう（表2）．特に口腔外の疾患では，心筋梗塞や大動脈解離などの重症になりうる疾患もあるため，必ず覚えておきましょう．

➡ 症例1 続き①

上級医の話を聞いて慌てて，あなたは再度身体所見をとりに行った．
【バイタル】
意識清明，呼吸数24回/分，血圧127/84 mmHg，脈拍126回/分，体温39℃，SpO₂
98％（room air）
【身体所見】
tripod positionの状態で話をしている．
頸部からはStridorを聴取．
咽頭は明らかな発赤なし，扁桃の腫大や白苔なし
内頸静脈の圧痛は認めないが，前頸部の圧痛を認める．

以上から，急性喉頭蓋炎などを含めた気道緊急の状態である可能性があると考えられた．
上級医に報告し，モニタリング，気道確保の準備を行った．

あなた「気道緊急ということがわかったのですけど，ここからどういうふうにアセスメントすればよいですか？ 頸部のCTを撮ればいいですか？」
上級医「急性喉頭蓋炎などでは，CT撮像時の仰臥位で急変する可能性もあるから，まずは喉頭ファイバーで喉頭蓋を見てみようか」

▶急性喉頭蓋炎の診断 ～喉頭ファイバーで観察！

気道緊急は急速に症状が進行する可能性があり，まずモニタリング，気道確保の準備をしつつ，気道確保に精通している救急医や麻酔科医などに連絡しておきましょう．

急性喉頭蓋炎の診断は，従来は頸部X線による"thumb sign"が有用といわれていましたが，感度40％，特異度75％といわれている[3]ため，**喉頭ファイバーにより直接喉頭蓋を観察し診断する**ことが多いです．また，頸部CTも診断および膿瘍がないかの確認をするのに有用ですが，臥位になることで気道閉塞し，急変することもあるため，気道が安定している患者または，気管挿管などを行い確実な気道確保ができている患者に限定しましょう．喉頭ファイバーができない場合は，耳鼻咽喉科の医師にコンサルトできる場合は行い，できなければ，高度医療機関に転送も検討しましょう．

➡症例1 続き②

喉頭ファイバーを行ったところ，喉頭蓋の腫脹を認め，急性喉頭蓋炎と診断した（図2）．気道が安定していたため造影CTを行い，明らかな膿瘍形成は認めなかった（図3）．喉頭ファイバーの所見が菊地の分類Ⅲ期の非劇症型（表2）であり，ERに滞在中に努力呼吸の出現や呼吸困難が増悪傾向であったため，気管挿管し同日耳鼻咽喉科にコンサルトした．

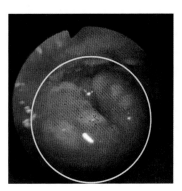

図2 喉頭ファイバー
腫脹した喉頭蓋を認める（○）．

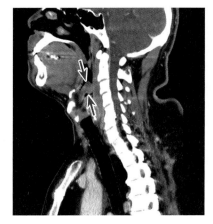

図3 造影CT
腫脹した喉頭蓋を認める（➡）．明らかな膿瘍形成は認めない．

表2 菊地の分類（急性喉頭蓋炎の病期分類）

Ⅰ期	喉頭蓋の腫張が舌面のみに認められるもの
Ⅱ期	喉頭蓋の腫張が舌面から喉頭面に及んでいるもの
Ⅲ期	呼吸困難を伴うもの 　劇症型　：症状発現から呼吸困難が生じるまでの時間が1日未満 　非劇症型：症状発現から呼吸困難が生じるまでの時間が1日以上

文献4より引用．

コンサルトする基準

● 急性喉頭蓋炎と診断した場合

急性喉頭蓋炎と診断した場合は，喉頭ファイバーの所見から，重症度分類を行います（表2）．そのうえで，今すぐの気管挿管が必要かどうかをバイタルや身体所見，喉頭ファイバーの所見から判断します．気管挿管が必要であれば，人数を集め，気管管理に精通している医師にすぐ連絡しましょう．耳鼻咽喉科にコンサルトする際には，喉頭蓋がどのくらいの腫脹で，気管挿管などの処置が必要なのかどうか，膿瘍形成があるかを伝えるとよいでしょう．

● コンサルタントのポイント

コンサルト先：耳鼻咽喉科，麻酔科や救急科など院内で気道管理に精通している医師

重要事項：気道緊急かどうか，腫脹がどのくらいか

伝えるべき情報：

　気道管理をお願いする科；バイタル，気道閉塞の徴候があるか，マスク換気困難なリスクがあるか，挿管困難なリスクがあるか

　耳鼻咽喉科；腫脹の程度，気管挿管を行っているか，造影CTにて膿瘍形成があるか

コンサルトの例：「30歳男性，数日前からの咽頭痛・呼吸困難にて救急外来を受診されました．診察時にStridorを聴取し，喉頭ファイバーにてⅢ期の喉頭蓋腫脹を認め，急性喉頭蓋炎と診断しました．気道緊急であったため麻酔科に挿管依頼をしましたが挿管困難であったため，輪状甲状靱帯切開を行い，6 mmチューブを挿入しています」

POINT

挿管の準備はSOAPMDで覚えよう！

ERでは今まで元気だった人が，突然急変し，気管挿管が必要になるというシチュエーションがたまにあります．こういったときは，冷静に判断できないことが多く，「気管挿管の器具が足りてない！」「挿管しようとしたら吸引がつながっていない！」「挿管したけど，挿管確認用の聴診器がない！」など準備が足りていないことがあります．いざ挿管となったときに必要なものをSOAPMDという語呂合わせで覚えておくとよいと思います（表4）．

表4 ● 気道管理に必要な資材準備

S	Suction	吸引の準備
O	Oxygenation	事前の酸素投与（プレオキシゲネーション）
A	Air stuff	気道確保用品の準備
P	Pharmacy/Position	薬剤の準備，体勢の準備
M	Monitor	モニターの準備（ETCO$_2$，血圧，心電図，SpO$_2$）
D	Denture	口腔内の確認（入れ歯，動揺歯はないか）

原因は「のど」だけじゃない！覚えておきたい咽頭痛

症例2 50歳男性.
【既往歴】脂質異常症, 高血圧, 糖尿病
【主訴】咽頭痛
【現病歴】来院当日, 寝ているときに突然の咽頭痛が出現し, 様子をみていたが症状改善
せず, 救急外来に受診となった.

あなた 「○○さんこんばんは, 今日はどうしましたか？」
患者 「今日寝ているときに, 突然のどが痛くなって…こんなに痛いのははじめてだよ」
あなた 「唾を飲んだりするときに痛いことありますか？」
患者 「痛くないです」
あなた 「のど見ますね〜」
(嚥下時痛や流涎はないし, 扁桃も腫れてないな. Stridor もないから気道緊急ではなさそう. でも急に風邪になることあるかな…上級医に相談してみよう)

あなた 「先生, 糖尿病・高血圧・脂質異常症の既往のある50歳男性の突然発症の咽頭痛なんですが, 気道緊急の所見はありませんでした. あとは上気道炎くらいかなって思うんですけど, 突然発症しますかね？」
上級医 「いいところに目をつけたね. 冠血管リスクもあるし, 心電図とってみよっか」
あなた 「え？ 心電図？」

▶咽頭所見に乏しい咽頭痛には気をつけよう

痛みが強い割に, 咽頭所見に乏しい咽頭痛は重篤な病気の可能性があります. 症例1で提示した急性喉頭蓋炎以外に, 口腔外の疾患を考えます. そのなかでやはり**重篤な病態として, 急性冠症候群**や, **大動脈解離**があげられますので, もし疑った場合は心電図や血液検査, 心エコー, 胸部X線や造影CTなどの画像検査を検討しましょう.

また, そのほかに亜急性甲状腺炎や, 特発性縦隔気腫, 石灰化沈着性頸長筋膜炎などがあります. 特に特発性縦隔気腫や石灰化沈着性頸長筋膜炎は嚥下時痛を起こすこともあり, 咽頭炎と間違えることもあります.

➡症例2 続き

心電図を施行したところ, Ⅱ・Ⅲ・aVFでST上昇, Ⅰ・aVL・V1〜V3でST低下を認めた (図4). 心エコーでは明らかな大動脈解離を疑わせる所見は認めなかった.
以上からST上昇型心筋梗塞 (ST-elevation myocardial infarction：STEMI) と診断し, 循環器内科にコンサルトした.

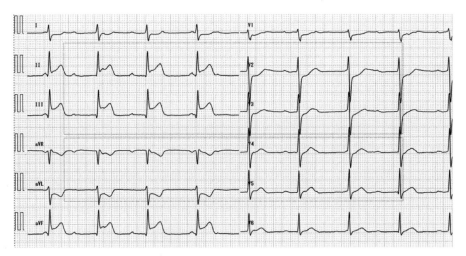

図4 ● 十二誘導心電図
Ⅱ・Ⅲ・aVFでST上昇，Ⅰ・aVL・V1～V3でST低下を認める．

コンサルトする基準

●STEMIと診断した場合

　心電図でSTEMIと診断した場合はすぐに循環器内科にコンサルトをしましょう．循環器内科医の到着を待つ間に，救急外来にて ① **心筋梗塞の合併症の確認**，② **ほかのST上昇の原因（大動脈解離や心膜炎，心筋炎，たこつぼ型心筋症など）の確認**，③ **初期対応の確認**をしましょう．

●救急外来で確認しておくこと

① 心筋梗塞の合併症：聴診や心エコーで，心室中隔穿孔や左室自由壁破裂，乳頭筋断裂を確認します．下壁誘導でST上昇を認めた場合は，右室梗塞の合併がないか確認するため右側胸部誘導を必ず施行します．右室梗塞があった場合は，硝酸薬は禁忌になります．

② ほかのST上昇の原因：**特に，大動脈解離には注意**しましょう．大動脈解離が基部から生じる場合，冠動脈入口部閉塞を生じるため，二次的にACS（acute coronary syndrome：急性冠症候群）を引き起こします．大彎側の解離が多いため，右冠動脈の病変が多いです．したがって痛みの性状や血圧の左右差，心エコー（大動脈弁逆流，基部大動脈にflap）などを確認し，疑えば造影CTを撮像しましょう．

③ 初期対応：従来のACSの初期対応は学生時代にMONA（モルヒネ，酸素，硝酸薬，アスピリン）というゴロで覚えていた人が多いと思いますが，現在は変わりつつあります．特に酸素投与は，低酸素や呼吸困難がないSTEMI患者に対しては酸素投与が心筋障害を助長させる恐れがあるという報告[4]があり，必要な患者のみ投与することが推奨されています．

　硝酸薬やモルヒネは対症療法に該当し，予後を改善するものではありません．一方，アスピリンは予後を改善させる重要な薬剤療法であり，STEMIでは診断後直ちに投与することが推奨されています．これらの方針に関しては，ご自身の働いている院内の循環器の先生とも相談してみるとよいでしょう．

● コンサルタントのポイント

コンサルト先：循環器内科

重要事項：発症時期，冠血管リスク，ST上昇しているか

伝えるべき情報：発症時期，冠血管リスク，どこの領域のSTが上昇しているか？ 大動脈解離を疑う所見があるかどうか

コンサルトの例：「喫煙歴，DMの冠血管リスクのある60歳男性．2時間前から発症の咽頭痛で，心電図にて下壁誘導でST上昇を認め，STEMIと診断しました」

Take home message

- 咽頭痛は大半が一般的な上気道炎であるが，そのなかに緊急性のある "5 killer sore throat" が隠れていることを覚えておこう
- 急性喉頭蓋炎は気道緊急による急変のリスクがあるため，必ず気道管理に精通した医師を呼んでおこう
- 咽頭痛は稀にACSや大動脈解離といった口腔外の疾患のこともあるので覚えておこう

◆ 引用文献

1）Worrall GJ：Acute sore throat. Can Fam Physician, 53：1961-1962, 2007（PMID：18000276）
2）關 匡彦：Killer throat：見逃せない咽頭痛．Hospitalist，5：565-572，2017
3）Ragosta KG, et al：Revisiting epiglottitis：a protocol--the value of lateral neck radiographs. J Am Osteopath Assoc, 97：227-229, 1997（PMID：9154741）
4）菊地正弘，西田吉直：急性喉頭蓋炎の病期分類．MB ENT，40：20-24，2004
5）Stub D, et al：Air Versus Oxygen in ST-Segment-Elevation Myocardial Infarction. Circulation, 131：2143-2150, 2015（PMID：26002889）

堀江 勝博　Katsuhiro Horie
聖路加国際病院 救急科・救命救急センター 医員
専門：ER，集中治療
当院は都内の救命救急センターで，1次〜3次の救急車・外来患者をすべて救急科で診療しています．救急搬送数が約1万台で，幅広い疾患や症候が経験できます．東京で，「北米型ERで働きたい！」「重症患者を見たい！」「集中治療も学びたい！」などなど，興味がありましたらぜひ病院見学に来てください！

一二三 享　Toru Hifumi
聖路加国際病院 救急科・救命救急センター 医長

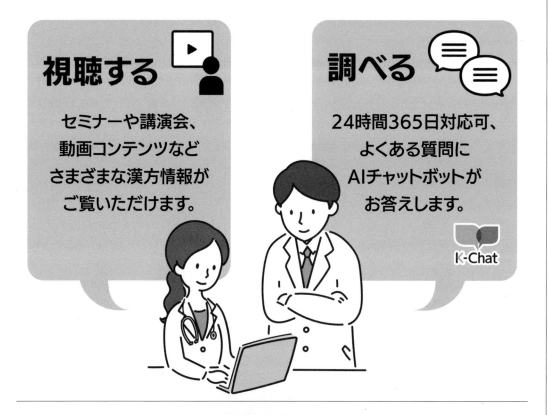
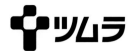

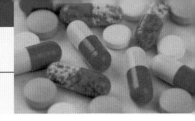

よく使う日常治療薬の正しい使い方

片頭痛の急性期治療薬と予防薬の正しい使い方

柴田　靖（筑波大学水戸地域医療教育センター 脳神経外科／頭痛外来）

◆片頭痛における薬剤選択のポイント，注意点◆

片頭痛はくり返す慢性疾患で，発作急性期はトリプタンが第一選択で，安易なNSAIDs大量投与は禁忌である．ほかにも急性期治療薬が多数あり，効果，副作用，利便性を考慮する．片頭痛発作が多いか，重度であれば予防薬の適応である．内服予防薬は効果発現まで1カ月以上の継続を要する．CGRP抗体製剤は効果が高いが，専門医のみが処方できる．

1．病態，薬の作用機序

1）片頭痛の病態をめぐるさまざまな仮説

片頭痛の病態はいまだ完全には解明されていない．30年以上前から血管説，神経説，三叉神経血管説などが提唱されてきている．

血管説では血管内で血小板からセロトニンが放出され，脳血管が収縮し前兆となり，セロトニンが再吸収されたり，洗い流されて濃度が低下すると血管が拡張して頭痛になると説明された．片頭痛の第一選択薬であるトリプタンはこの拡張した血管を収縮して頭痛を改善すると20年前には説明されていた．しかし，血管が拡張していなくても頭痛が起きていることが画像で確認され，血管説は現在では否定されている．トリプタンも興奮した三叉神経の伝達を抑制して頭痛を改善するのであって血管に効くのではない．トリプタンに血管収縮作用があることは明らかであり，心脳血管障害，片麻痺性片頭痛，脳幹前兆を伴う片頭痛には禁忌とされている．しかし，これらに対するトリプタンの臨床試験はなく，実際の臨床現場でトリプタンにより血管障害を起こした症例は報告されていない．

神経説では後頭葉の拡延性抑制により閃輝暗点な

どの前兆が起き，これが三叉神経核を刺激して片頭痛になるとしている．後頭葉の拡延性抑制が前兆の病態であることはMRIでも確認されており，間違いない．しかし片頭痛のうち前兆があるものは3割程度で，神経説は前兆のない片頭痛の病態を説明できていない．三叉神経血管説では何らかの刺激によって三叉神経が興奮するとされ，何の刺激かは説明されていない．ここでも血管の拡張，炎症が重視されているが，血管の拡張は頭痛の原因とする血管説は否定されており，無理がある．

2）片頭痛の新たな病態仮説

このように片頭痛の病態を説明する説は30年以上も進歩していない．そこで，筆者は2022年に最近の知見を集めて，新たな病態仮説の論文を発表した（図1）[1]．まず大脳からの刺激を受けて視床下部の活性化により片頭痛発作の2日前から予兆が現れる．前兆は片頭痛発作の直前に起きる．これらが三叉神経脊髄路核を刺激し，三叉神経が興奮して頭痛となる．カルシトニン遺伝子関連ペプチド（calcitonin gene related peptide：CGRP）は中枢と末梢の神経に存在する炎症性神経伝達物質である．三叉神経には鈍い痛みを伝える無髄神経であるC線維と，激しい鋭い痛みを伝える有髄神経であるAδ線維がある．CGRPはC線維から分泌され，Aδ線維にCGRP受容体がある．よって三叉神経におけるCGRPのパラクラインで片頭痛の激しい痛みの第1段階がはじまる[2]．三叉神経節や末梢にはCGRP受容体を有する肥満細胞やサテライトグリア細胞が存在し，CGRPの刺激を受けると炎症性物質を放出し，末梢性感作となり第2段階となる．これらの炎症によりCGRPの産生もup regulationされ，神経可塑性変化を起こし第3段

階となる[3]. さらにCGRPが硬膜などの血管に到達すると血管拡張，蛋白漏出などを起こし，第4段階となる. 従来から片頭痛の病態には血管拡張が必須であるかのように説明されてきたが，血管拡張は片頭痛の結果であって，原因ではないことを理解すべきである.

トリプタンはC線維の痛覚伝達を抑制して片頭痛を改善させる.

2. 薬の種類
1）急性期治療薬（表1）

本原稿執筆時点で日常的に用いられる片頭痛発作時の治療薬としては，トリプタンとnon-steroidal anti-inflammatory drugs（NSAIDs：非ステロイド性抗炎症薬）がある. トリプタンは約20年前に日本でも使用できるようになり，5剤が使用できる〔スマトリプタン（イミグラン®），ゾルミトリプタン（ゾーミッグ®），エレトリプタン（レルパックス®），リザトリプタン（マクサルト®），ナラトリプタン（アマージ®）〕. 通常の錠剤以外に口腔内速溶錠，点鼻液，内用液，皮下注などもあり，病態や患者の好みで使い分ける. 激しい片頭痛や群発頭痛には特に皮下注が有効である. 月経関連片頭痛では半減期の長いナラトリプタン（アマージ®）が推奨される.

NSAIDsは鎮痛薬であり，片頭痛を含めた疼痛疾患にはある程度は有効であるが，重度の片頭痛には

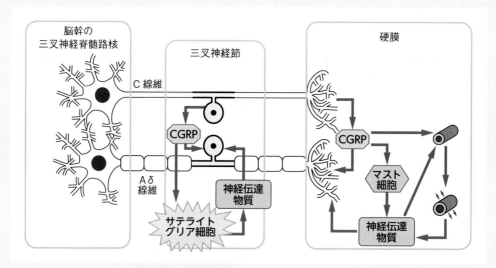

図　片頭痛の新たな病態仮説
文献1より引用.
CGRP：calcitonin gene related peptide（カルシトニン遺伝子関連ペプチド）

表1　片頭痛急性期治療薬

	トリプタン	NSAIDs	ラスミジタン（レイボー®）	Gepant（ジーパント）
効果	有効	軽症のみ有効	有効	有効
短期副作用	稀に圧迫感	胃炎，胃潰瘍	めまい，傾眠	なし？
長期副作用	MOH，アロディニア	MOH，出血，浮腫，高血圧	アロディニア？	なし？
コスト	500〜700円/錠	10円/錠程度	570円/100 mg錠	欧米では高価
利便性	処方制限あり 注射製剤，点鼻液あり 日本では5剤	市販あり	錠剤のみ （50 mg・100 mg） 処方制限なし？	処方制限なし？

MOH：medication overuse headache（薬物乱用頭痛）

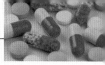

ほぼ無効である．トリプタンもNSAIDsも長期に連用すると薬物乱用頭痛を引き起こす．しかしトリプタンは処方制限があるため，処方量以上の薬物乱用にはならない．しかしNSAIDsは多くの診療科より長期大量投与が行われやすく，患者も容易に入手できるため薬物乱用になりやすい．NSAIDsのメリットは安価なことのみで，長期連用で消化性潰瘍などの副作用が多い．筆者はまずトリプタンを先行させ，トリプタンの効果が低い場合のみNSAIDsの追加内服をするよう指導している．

ラスミジタン（レイボー®）はセロトニン（5-HT）1F受容体アゴニストである．血管収縮作用がないため，虚血性疾患やそのリスクのある患者でも安全に投与できる．高い片頭痛改善効果，消失効果を示し，片頭痛再発も抑制し，片頭痛発作後1時間以降の内服でも効果を示した[4]．しかし脂溶性が高く，中枢神経にも作用し[5]，めまい，眠気などを呈することがあり，内服後の自動車運転は控えるように指導する．なお，欧米では後述のGepant（ジーパント）も急性期治療薬として用いられている．

2）片頭痛発作の内服予防薬（表2）
❶ ロメリジン（ミグシス®）

Ca拮抗薬であるが，全身の血圧には影響しない．1回1錠（5 mg）1日2回から開始し，1回2錠1日2回まで増量できる．日本でのみの発売なので，世界的なエビデンスはない．しかし最も副作用が少ないため，筆者は第一選択としている．片頭痛予防薬は長期に内服が必要で，少ない副作用は最も大切な選択基準で，小児でも問題なく内服できる．

❷ アミトリプチリン（トリプタノール®）

抗うつ薬であり，眠気の副作用があるために，夜就寝前の服用とする．はじめて内服する場合は，翌日に眠気が出る可能性を十分に説明しておかないと，患者が自己中断してしまうことがある．1回1錠（10 mg）で効果がない場合は，増量すると効果が出る場合もある．2023年9月現在は供給不足である．

❸ バルプロ酸（デパケン®，デパケン®R，セレニカ®，セレニカ®R）

欧米ではトピラマートとともに第一選択となっている．抗てんかん薬であり，てんかんでは1,200 mg/日まで投与するが，片頭痛では400～800 mg/日程度で効果を示す．催奇形性があるため，妊娠可能女性ではできるだけ避ける．半減期の長い徐放性製剤が使いやすい．

❹ 呉茱萸湯

かなり苦い漢方薬であるが，月経関連片頭痛や前兆のある片頭痛には特に有効である[6]．妊娠中や授乳中でも安心して内服できる．急性期治療薬としても有効である．

❺ β遮断薬

以前は片頭痛予防薬の代表であったが，血圧低下，徐脈により失神などの副作用がある．ほかの予防薬が無効の場合のみ考慮している．

❻ Gepant（ジーパント）

欧米では発売されているが，日本では治験中であ

表2　片頭痛の内服予防薬

	ロメリジン（ミグシス®）	アミトリプチリン（トリプタノール®）	バルプロ酸（デパケン®，セレニカ®）	呉茱萸湯
効果	有効	有効	有効	有効
短期副作用	なし	眠気，口渇	眠気	なし
長期副作用	妊娠，授乳の安全性不確定	妊娠，授乳の安全性不確定	催奇形性あり	なし
利便性	1日4錠まで増量可能	増量可能だが，副作用は容量依存	増量可能だが，副作用は容量依存　徐放製剤あり	粉のみ，苦い

る．内服のCGRP拮抗薬で，予防と急性期治療の両方が可能である．

これら予防薬は併用可能である．充分な投与量，投与期間で効果がなければ中止するが，効果はあるが不十分な場合は，ほかの予防薬を追加する．片頭痛の頻度，程度が改善して，予防薬の減量，中止が可能な場合は，副作用のある薬剤から徐々に減量，中止していく．これら内服予防薬は即効性がない．毎日の内服が必要であるが，効果が出るまでには1カ月以上必要である．よって，1カ月後の外来を予約し，それまでは内服を継続するように指導している．また，容量依存的な副作用があり，最初から大量投与できない．よって，少量から開始し，無効であれば増量する用量漸増法が必要となる．増量して副作用が出現した場合は，効果があれば減量して継続し，効果がなければほかの予防薬に変更する．よって，病歴聴取の際には過去の内服歴，用量，期間も確認する．少量で短期間の内服の場合は，効果は判定できない．しかし，実際は少量で短期間の内服で無効と判断し，患者の自己判断で中止してしまうことがあり，医師も無効と判断して増量せずに中止してしまうことが多い．よって，従来の予防薬はアドヒアランスが悪く，継続率が低いことが問題であった．

3. 片頭痛発作の注射予防薬：CGRP抗体薬

現時点では皮下注のみであり，専門医のみが処方できる（表3）．

❶ ガルカネズマブ（エムガルティ®）

日本では最初に発売された抗CGRPヒト化モノクローナル抗体である．半減期は23～30日で，月に1回ごとの皮下注射薬でオートインジェクターとシリンジ製剤がある．初回のみ2本のローディングが必要で，投与翌日よりの早期の効果が期待できる[7]．

❷ フレマネズマブ（アジョビ®）

抗CGRPヒト化モノクローナル抗体である．4週，つまり28日ごとの投与となっており，価格もエムガルティ®の約28/30となっている．4週に1本以外に12週に3本の投与方法があることがアジョビ®の最大の特徴で，一度に3本を3カ所に皮下注射する．4週ごとの来院が困難な患者や，wearing offが問題となる患者では特に12週ごとの投与が推奨される．Wearing offとはパーキンソン病のL-dopa治療で有名であるが，薬剤の効果が次の投与前に減弱する現象である．月1回投与の抗CGRP抗体製剤では最初の2～3週は効果が高いが，次回の投与前には効果が減弱する症例がある．このような場合12週ごとの投与によって，毎月のwearing offが消失する可能性が高い．なお1本投与でも3本投与でも初期効果お

表3　現在本邦で使用できるCGRP関連抗体薬

成分	ガルカネズマブ	フレマネズマブ	エレヌマブ
販売名	エムガルティ®	アジョビ®	アイモビーグ®
組成	120 mg/mL	225 mg/1.5 mL	70 mg/mL
剤形	オートインジェクター，シリンジ	オートインジェクター，シリンジ	ペン
投与法	初回のみ2本，月1回1本	4週に1本 or 12週に3本	4週に1回1本
薬価/本（円）	42,675 or 42,550	ともに39,090	38,980
薬価/1年間	554,775 or 553,150	508,170	506,740
1年間使用	13本	13本	13本
抗体	ヒト化	ヒト化	ヒト
ターゲット	CGRP	CGRP	CGRP受容体
生物学的利用能	40 %	55～66 %	82 %
T1/2（日）	23～30	31～45	21～28
Tmax（日）	5～9	5～7	4～7
分布容積（L）	7.33	3.67	3.86

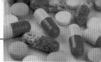

および効果発現時期は同様で，これらは用量依存性がない．プラセボでは月1日程度の頭痛日数の減少が，実薬では4日程度で，効果発現は投与後2日目からプラセボと有意差がある[8, 9]．初回3本投与の目的は長期に効果を持続することであって，1本投与ですでに三叉神経におけるCGRPの効果は十分に抑制できる．

❸ エレヌマブ（アイモビーグ®）

欧米では最初に発売された抗CGRP薬であり，効果も副作用も最も多くの知見が集積されている．ヒト化ではなく，完全ヒト抗体であり，唯一のCGRP受容体に対する抗体となっている．生物学的利用能が82％と高い．化合物としての1回の投与量は70 mgであり最も少ない．ペンタイプのみで，4週に1回投与で，薬価は最も安い．CGRPと構造や作用が類似しているCGRPファミリーにはアミリン，アドレノメデュリンなどがある．これらの作用はまだ不明だが，アミリンは片頭痛への関与もある[10]．エレヌマブはこれらもブロックすることが示されており[11]，CGRPのみをブロックするほかの抗体よりもより広範囲の片頭痛患者に有効である可能性がある．

❹ Eptinezumab（エプチネズマブ）

静注のCGRP抗体薬で日本では治験中である．

4．薬の選び方，使い方 （実際の処方例）

1）片頭痛発作急性期

トリプタンが世界中で第一選択である．スマトリプタンはやや弱め，ゾルミトリプタンとリザトリプタンはやや強めで，エレトリプタンがバランスがよい．ナラトリプタンは長く効くが効果発現が遅い．トリプタンが無効か効果不十分ならラスミジタンへ変更か追加を考慮する．

> ・エレトリプタン（レルパックス®）20 mg 1錠　頓用内服　14回分
> 　発作早期の内服が効果的であり，外出時には携帯する．保険で処方制限がある．
> ・ラスミジタン（レイボー®）50 mg 1錠　頓用内服　5回分
> 　めまい，眠気の副作用があり，初期容量は50 mg/回としている．効果と副作用をみて，100 mg/回への増量を検討する．トリプタンとラスミジタンの併用も可能である．

2）片頭痛予防薬

長期投与が必要で，まず安全性，次に効果，利便性，費用を考慮する．軽症以外はCGRP関連抗体薬を積極的に考慮する．

> ・ロメリジン（ミグシス®）5 mg 1回1錠 1日2回朝夕食後内服　30日分
> 　効果発現までは1カ月以上の内服が必要であることを十分に説明する．
> ・フレマネズマブ（アジョビ®）1本　皮下注　4週ごと院内注射と在宅自己注射がある．自己注射ではオートインジェクターを選択し，頭痛の状態に応じて注射タイミングを患者自身が選択できる．内服薬と注射薬の併用も可能で，片頭痛が改善してきたら，それぞれ減量，休薬を検討する．

引用文献

1) Shibata Y：Migraine Pathophysiology Revisited：Proposal of a New Molecular Theory of Migraine Pathophysiology and Headache Diagnostic Criteria. Int J Mol Sci, 23：13002, 2022（PMID：36361791）
2) Guo Z, et al：Increase in trigeminal ganglion neurons that respond to both calcitonin gene-related peptide and pituitary adenylate cyclase-activating polypeptide in mouse models of chronic migraine and posttraumatic headache. Pain, 162：1483-1499, 2021（PMID：33252452）
3) Iyengar S, et al：The role of calcitonin gene-related peptide in peripheral and central pain mechanisms including migraine. Pain, 158：543-559, 2017（PMID：28301400）
4) Sakai F, et al：Phase 2 randomized placebo-controlled study of lasmiditan for the acute treatment of migraine in Japanese patients. Headache, 61：755-765, 2021（PMID：33990951）
5) Clemow DB, et al：Lasmiditan mechanism of action – review of a selective 5-HT(1F) agonist. J Headache Pain, 21：71, 2020（PMID：32522164）
6) 柴田 靖：呉茱萸湯が有効な片頭痛の臨床像の解析. 脳神経外科と漢方, 3：31-35, 2017

7) Detke HC, et al：Rapid Onset of Effect of Galcane-zumab for the Prevention of Episodic Migraine：Analysis of the EVOLVE Studies. Headache, 60：348-359, 2020（PMID：31710104）
8) Sakai F, et al：Efficacy and safety of fremanezumab for episodic migraine prevention：Multicenter, randomized, double-blind, placebo-controlled, parallel-group trial in Japanese and Korean patients. Headache, 61：1102-1111, 2021（PMID：34323290）
9) Sakai F, et al：Efficacy and safety of fremanezumab for chronic migraine prevention：Multicenter, randomized, double-blind, placebo-controlled, parallel-group trial in Japanese and Korean patients. Headache, 61：1092-1101, 2021（PMID：34324700）
10) Rees TA, et al：Beyond CGRP：The calcitonin peptide family as targets for migraine and pain. Br J Pharmacol, 179：381-399, 2022（PMID：34187083）
11) Bhakta M, et al：Migraine therapeutics differen-tially modulate the CGRP pathway. Cephalalgia, 41：499-514, 2021（PMID：33626922）

【著者プロフィール】
柴田　靖（Yasushi Shibata）
筑波大学水戸地域医療教育センター 脳神経外科 / 頭痛外来 教授
専門：頭痛，神経画像診断，脳血管障害，脳腫瘍，頭部外傷

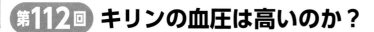

こんなにも面白い 医学の世界

へぇ そうなんだー

からだのトリビア教えます

中尾篤典
（岡山大学医学部 救命救急・災害医学）

第112回　キリンの血圧は高いのか？

　私は救急外来で血圧がむちゃくちゃ高い患者さんを診たとき「キリンの血圧やん」とつぶやきながら降圧するのですが，キリンの血圧は本当に高いのでしょうか？

　キリンの血圧は Goetz 先生という偉い心臓血管外科医によって 1955 年にはじめて測定されました．あんなにでっかい動物は研究室や病院には入れませんし，運んでくるだけでも大変で，Goetz 先生はとても苦労して測定されたようです．ちょうど南アフリカでキリンを駆除する予定があったため，実際に現地に行って頸部の動脈にカテーテルを挿入して血圧を測定し，同時に血液の成分分析や心臓・血管の解剖学的な特徴を調べました．それ以降のさまざまな報告によると，キリンは収縮期血圧がおよそ 250 〜 300 mmHg，拡張期血圧が 200 mmHg ほどといわれています[1]．

　血圧が高くても健康に生きているキリンは，私たち人間で起こる高血圧にかかわるさまざまな病態を研究するにはもってこいのモデルであり，実はキリンを参考にした循環器系の研究は多く行われています．キリンの心臓の左心室は厚さ 8 cm にも達し，強い収縮力を示す一方で，内部の容積は小さく，1 回の拍動で送り出せる血液の量は多くありません．これは，人間では左室拡張機能障害に起因する左室駆出率が保持されている心不全（HFpEF）に似ています．なお，生まれたときの小さいキリンは，ほかの哺乳類と同じく血圧がそれほど高いわけではありません．しかし，首が 2 m を超えるようになると重力に逆らって脳まで血液をポンプで上げなければならず，成長し首が長くなるにつれて血圧が上がっていくことがわかっています．心拍数はどうかというと，敵から逃げたり戦ったりしているときは 170 回 / 分にまで心拍数が増えることがありますが，普段はそれほど多くありません[2]．

　高血圧は腎不全や網膜症の原因になりますが，キリンの血管は抵抗が非常に強く，しかも調節能力に優れており，キリンの腎臓や目は高血圧でも大丈夫です[3]．また，キリンの心臓では人間でみられるような高血圧が原因となる線維化が少なく，これはアンギオテンシン変換酵素のアミノ酸配列がほかの哺乳類と異なることや，線維芽細胞増殖因子の遺伝子変異に関係するのではないかといわれています[4]．

　このように，生物を研究材料として新しい医学的革新を探求する学問を Bioinspired Medicine と呼び，これから注目される分野です．

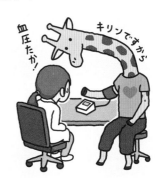

血圧だか！　キリンですから

引用文献

1)　Goetz RH & Budtz-Olsen O：Scientific safari; the circulation of the giraffe. S Afr Med J, 29：773-776, 1955（PMID：13256017）
2)　Natterson-Horowitz B, et al：Did giraffe cardiovascular evolution solve the problem of heart failure with preserved ejection fraction? Evol Med Public Health, 9：248-255, 2021（PMID：34447575）
3)　Damkjaer M, et al：The giraffe kidney tolerates high arterial blood pressure by high renal interstitial pressure and low glomerular filtration rate. Acta Physiol（Oxf）, 214：497-510, 2015（PMID：26010805）
4)　Aalkjær C & Wang T：The Remarkable Cardiovascular System of Giraffes. Annu Rev Physiol, 83：1-15, 2021（PMID：33167747）

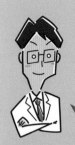
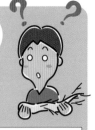

日常診療でこんなに役立つ！
漢方薬の使い方
漢方専門医が本音で教えます

吉野鉄大（慶應義塾大学医学部漢方医学センター）

日常診療でよく出合う場面で漢方薬を選ぶ際の考え方，使い分けを解説します．本連載では利便性のため本文でツムラの製品番号を併記しています．生薬は黄下線，漢方薬は緑下線で示します．

第6回　風邪・インフルエンザ（・COVID-19）

◇ はじめに

　今回は，風邪（感冒）・インフルエンザ，そして少しだけCOVID-19を取り上げてみたいと思います．COVID-19パンデミック以来，2020〜21年シーズン・2021〜22年シーズンではインフルエンザの流行がみられませんでしたが，2022〜23年シーズンでは久しぶりにインフルエンザが流行入りし，夏まで定点指数が1をほぼ超えたまま，次のシーズン入りを果たしてしまいました．発生総数は例年より少なかったものの，医師になってはじめてインフルエンザの症例に遭遇したという研修医の先生もいらしたのではないかと思います．漢方薬も治療の選択肢とすべく，これまでの研究をみてみましょう．

症例提示

　10歳代男性，昨夜急に悪寒と頭痛を自覚し，その後，発熱と倦怠感が出現した．翌日の外来を受診し，インフルエンザ抗原検査で陽性．

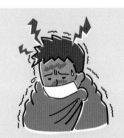

風邪の診療

◇ そもそも風邪とは

　風邪は，自然に軽快するウイルス性上気道炎です．風邪をきたすウイルスは多岐にわたりますが，風邪の診断がついたうえで原因がアデノウイルスかライノウイルスかということはあまり問題となりません．現代のわれわれにとって，風邪がウイルス感染症であることは常識ですが，古代においても，人体に対して外から何かしらの悪いものが入り込むことによって，風邪を発症すると考えられていました．古人は，目に見えないその「何かしら」を，風に乗ってくる悪いものとして「風邪（ふうじゃ）」と呼び，その名残でいまも「風邪（かぜ）」という漢字

を使っています.

インフルエンザとCOVID-19は迅速検査と特異的治療薬が存在するため西洋医学的には風邪とは別に扱われますが,漢方医学的にはそれぞれに対する特別な治療はありません.ただし,インフルエンザ（もしくは流感）を保険病名にもつ処方がいくつかあります.また,インフルエンザとCOVID-19は特異的な検査が出現して以降,風邪とは別枠で臨床研究が行われてきています.

◇ 薬以外の対応から考えよう

患者満足度を高めるためには,風邪に対する説明や元気づけが重要である一方で,抗菌薬を希望する患者の場合は抗菌薬を処方することの重要度が高いとも報告されており[1],上気道症状に対する抗菌薬の適正使用が世界的な課題であることが伺えます.医師も薬剤師も看護師も,風邪に抗菌薬は不要だと説明できることが重要ですが,では抗菌薬を使わないとすればどうしたらよいのか,ということを指導するうえで非薬物療法もおさえておきましょう.

一般的な対応として,保温加湿された空気は症状の持続期間を短縮させる可能性があり,適切な栄養と水分摂取,休養が勧められます[2].

◇ 対症療法

風邪の薬物治療の中心はあくまで対症療法です.市販の総合感冒薬の使用には症状の持続期間を短縮させる可能性が指摘されています[3].発熱や疼痛に対してはNSAIDsの効果が期待され,アセトアミノフェンの効果は報告により一定しません.気管支拡張薬であるイプラトロピウムは鼻汁に対しても効果が期待されますが,鼻閉は改善しません.鼻閉に対してはナファゾリン,トラマゾリン,テトラヒドロゾリンなど鼻粘膜充血除去薬の効果が期待されます.

◇ 抗ウイルス薬

インフルエンザに対する抗ウイルス薬の投与は,いろいろデリケートすぎるトピックなので本稿では詳しく述べません.患者さんの呼吸状態などが安定しており入院が不要だと判断したら,年齢（5歳未満や65歳以上；これらの世代が罹患総数に占める割合はせいぜい2割程度）や基礎疾患などから合併症リスクを判断し,リスクが高くなければ対症療法のみで抗ウイルス薬なしという選択肢もあるでしょう.

現在,本邦では抗ウイルス薬としてオセルタミビル,ラニナミビル,ザナミビル,ペラミビル,バロキサビル マルボキシルが使用可能ですが,それぞれ耐性,投与方法,薬価,エビデンスなどに何らかのデメリットがあります.患者さんはスマートフォンを選ぶときのような感覚で「高くて新しい方がよい」と思いがちであるというバイアスなども踏まえ,投薬するかどうか,するならどれにするか,皆さんはあくまでプロフェッショナルとして冷静に判断しましょう.

◇ 風邪の症状を考えるときは局所症状と全身症状に注目

風邪の症状を考えるときには,風邪を引き起こすウイルスが炎症を起こしている現場（局所）の症状と,その炎症によって産生されたサイトカインなどによる全身症状に分けて考えると理解しやすいと思います.

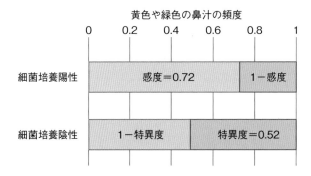

黄色や緑色の鼻汁の頻度

| | 0 | 0.2 | 0.4 | 0.6 | 0.8 | 1 |

細菌培養陽性 | 感度＝0.72 | 1－感度 |

細菌培養陰性 | 1－特異度 | 特異度＝0.52 |

図1●副鼻腔炎における黄色や緑色の鼻汁の感度・特異度
陽性尤度比＝感度／（1－特異度）＝□の長さの比＝0.72／（1－0.52）＝1.5
陰性尤度比＝（1－感度）／特異度＝□の長さの比＝（1－0.72）／0.52＝0.54
文献4より作成.

▌局所症状

　局所症状としては，ウイルス性上気道炎というだけあって上気道由来の症状ということになり，「咽頭痛」・「鼻汁や鼻閉」・「咳や嗄声」が考えられます．いわゆる「のど・はな・せき」です．

　典型的な風邪は「のど・はな・せき」のうち2～3拍子そろうことが特徴です．どれか1つしか存在しない場合には，細菌感染であったり，一般的な風邪とは経過が異なる疾患であったりするので，数日以内に再診するなど注意深い経過観察を心がけましょう．もちろん「注意深い」経過観察というのは，抗菌薬を投与するという意味ではありません．

　咽頭痛といっても，のどがイガイガする程度の軽いものから，咳をすると痛む，嚥下時に痛むものまで程度はさまざまで，唾液も飲み込めないほどの強い嚥下時痛を訴えるときは咽喉頭の注意深い観察が必要です．咽頭痛だけが強い場合には，A群β溶血性レンサ球菌による急性扁桃炎や，Epstein-Barrウイルスなどによる伝染性単核球症に遭遇することもあるでしょう．急性扁桃炎は，特に小児に対してリウマチ熱などの合併症予防のために抗菌薬投与が必要です．一方，伝染性単核球症については，特異的な治療を要する疾患ではありませんが，ペニシリンを避けるためと称して広域抗菌薬が投与されがちな状況です（そもそも投与しないでね，という皮肉です）．

　鼻汁に関連して，患者さんから「黄色い鼻汁が出たから抗生物質をください」ということもよく言われますが，副鼻腔炎における黄色や緑色の鼻汁の感度は0.72，特異度は0.52で，陽性尤度比〔＝感度／（1－特異度）〕はたかだか1.5なので（図1）[4]，単独で細菌感染を意味するわけではありません[5]．

　咳については，平地歩行や階段昇降が難しいくらいの呼吸困難を伴うようであれば肺炎も考えましょう．また風邪であっても，咳が数日遅れてくることも多く，**初診時に咳がなくても遅れて出現しうることを伝えておかないと，患者さんから「薬を飲んだら咳が出るようになった」と思われる**ことになりかねません．また，**一般的に感染後咳嗽は数週間持続する場合が多いことを伝えておかないと，患者さんから「薬を飲んでいるが，風邪が全然治らない（実際には咳が残っているだけ）」と思われる**ことになります．最初の説明が肝心ですが，感染後咳嗽のよう

にみえても2カ月以上持続する場合，微熱や血痰，体重減少を認める場合は結核などの疾患も積極的に考慮する必要が出てきます．

全身症状

　全身症状は，発熱の前駆症状である「悪寒」，悪寒に引き続く「発熱」，解熱のサインである「発汗」，さらに「頭痛・関節痛・筋肉痛・全身倦怠感」があり，ときに上気道炎でありながら「食欲不振や下痢・嘔気」といった消化器症状を訴える例もあります．インフルエンザは，一般的な風邪に比較して悪寒，頭痛，関節痛，筋肉痛，全身倦怠感といった全身症状が強いことが特徴ですが，それでも持続時間は数日です．一般的な風邪であればさらに短く，「（全身症状は）日に日に楽になる」ことが多いので，週の単位で持続する局所症状とは事情が異なります．なお，全身症状のうち悪寒について，毛布にくるまってもガタガタ震えるほどであれば敗血症を考える必要があるという徳田安春先生の論文[6]は，レジデントノートの読者の皆さんには常識ですね．

風邪に用いる漢方薬の使い分け

　風邪に用いる漢方薬はさまざまありますが，それぞれに個性があります．構成生薬の近さを示す図2から，その関係について考えてみましょう．

◇ 悪寒が強い風邪初期に用いる処方

葛根湯グループ

　風邪に対する漢方薬といえば，落語にもなっている1葛根湯が最も有名です．葛根湯を選択するポイントは，寒気や頭痛に加えて，首筋のこわばり・ときに軟便です．葛根湯は45桂枝湯にカッコンとマオウを加えたものといえますが，その桂枝湯には68芍薬甘草湯（文字通りのシャクヤクとカンゾウ）が含まれており，それも首筋の筋肉のこわばりに効果を発揮しているのかもしれません．葛根湯は風邪以外にもきわめて応用範囲の広い処方で，落語では何でもかんでも葛根湯を処方する医者がヤブだとして笑いのネタにされます．あの医者がヤブかどうかは置いておいても，**実際の臨床では葛根湯以外の手段も覚えておくと風邪診療が単調でなくなり，さまざまな随伴症状を確認するプロセスを通じて患者さんとのコミュニケーションが深まる**でしょう．

　2葛根湯加川芎辛夷は，その名の通り葛根湯に鼻閉などに対する効果の期待できるセンキュウとシンイを追加した処方です．鼻の症状が強いときの漢方薬にもいろいろありますが，葛根湯加川芎辛夷を投与するのは鼻閉や黄色い鼻汁が出るような場面で，アレルギー性鼻炎によく用いられる19小青竜湯は黄色ではなく水様性の鼻汁がポイントになる点が異なります．咳の回（連載 第5回・2023年12月号）でも登場しましたが，119苓甘姜味辛夏仁湯が小青竜湯の類似処方でしたね．一方で101升麻葛根湯は，葛根湯にショウマを加えただけかと思いきや，マオウ・ケイヒ・タイソウが抜かれており，古典的には麻疹に用いられてきました．

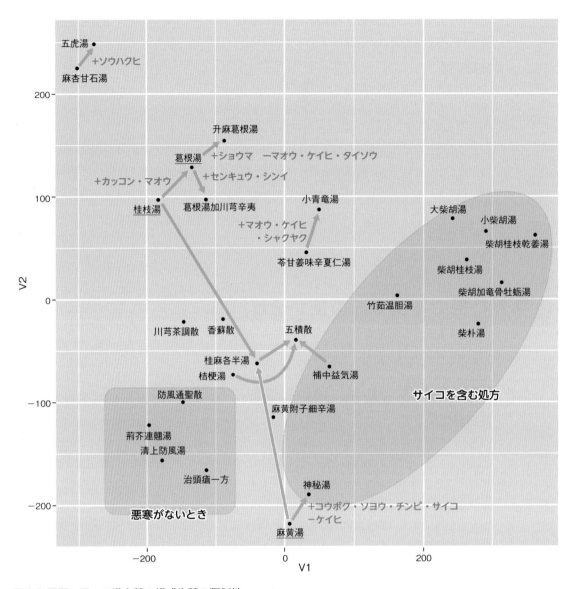

図2 ● 風邪に用いる漢方薬の構成生薬の類似性

麻黄湯と神秘湯

27 麻黄湯（まおうとう）は，葛根湯グループと同じようにマオウを明らかに含むのに，図2では全く反対側に位置しています．いくつかのRCTでインフルエンザに対する有効性が示されてきていることを耳にしたこともあるのではないでしょうか[7〜9]．典型的な風邪の局所症状である「のど・はな・せき」よりも寒気・頭痛・関節痛といった全身症状が強いのが麻黄湯を投与する患者像であり，それを応用したのがインフルエンザへの投与です．発熱期間を短縮させる効果について，オセルタミビルやザナミビルと比較して同程度であるとされ，上乗せすることでさらに効果が高まることが期待されています[10]．

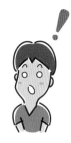

85神秘湯は，麻黄湯にコウボク，ソヨウ，チンピ，サイコを加えケイヒを抜いた処方です．神秘湯は鬱々として「気の巡りが悪い」ような方に使いますが，そのようなタイプでも麻黄湯を使うとマオウの影響かお腹が痛くなってしまったり動悸がしてしまったりするような方の風邪には，マオウを含まない70香蘇散も選択肢になるでしょう．

▌桂麻各半湯とその周辺

　さて，桂麻各半湯はその名の通り，葛根湯の基本になっている桂枝湯と麻黄湯をそれぞれ半分ずつ合わせた処方で，喉が少し痛む場面で用います．そのものズバリのエキス剤は東洋薬行というメーカーだけが販売していますが，普通に桂枝湯と麻黄湯をそれぞれ半分ずつ処方すれば大丈夫です．また，同じく喉が少し痛むけれども，さらに寒気や倦怠感が長く続くような場合には127麻黄附子細辛湯がよいでしょう．さらに喉の痛みがとても強いのであれば，138桔梗湯を試してみましょう．桔梗湯はお湯に溶かして，しばらくガラガラうがいをしてから飲み下すと早く咽頭痛が楽になるといわれます．また，63五積散は桂麻各半湯・桔梗湯・41補中益気湯を合わせたような処方構成で，冷たいものを食べすぎたりして冷えることで風邪をひいてしまったなんて場面で用います．

◇ 風邪初期の王道処方

　1葛根湯　1回1包（2.5 g），1日3回，毎食前

◇ 全身症状が強いときには

　27麻黄湯　1回1包（2.5 g），1日3回，毎食前

　〔いずれの処方も，発汗するまでは1回あたり2包（5.0 g）に増やす専門家もいらっしゃいます〕

◇ ひきはじめから2～3日経過したころに用いる処方

　悪寒・発熱に加えて胸焼け・嘔気・口の苦さといった胃酸の逆流症状がある人には9小柴胡湯に代表されるサイコを含む処方（柴胡剤）を選択します．これらの処方は本来，腹部の診察を伝統医学的に行って，得られた所見をもとに使い分けるのですが，詳しくは今後の連載で解説します．少しだけ覚えておいていただきたいのは，10柴胡桂枝湯は小柴胡湯と桂枝湯を合わせたものなのですが，11柴胡桂枝乾姜湯は柴胡桂枝湯とは全く異なる構成生薬の処方ということです．風邪に使うこともありえますが，日常臨床では冷え・のぼせなどに用いることの方が多いでしょう．また，8大柴胡湯とクラシエの柴胡加竜骨牡蛎湯はダイオウという瀉下作用のある生薬を含みます．

◇ ひきはじめから2～3日の王道処方

　9小柴胡湯　1回1包（2.5 g），1日3回，毎食前

◇ 悪寒が目立たず, 患者さんの自覚する熱感が強い場合

　咳がある場合には, 医療用漢方製剤では55麻杏甘石湯も選択肢になるでしょう[11]. 麻杏甘石湯は麻黄湯と1つ生薬が違うだけで, 体を温めるとされているケイヒが体を冷ますとされているセッコウになっているため, 悪寒の目立たないインフルエンザにも応用されうる処方です. 古代においても, 炎症が治ると熱が下がることを「冷ます」と認識していたのかもしれませんね.

　麻杏甘石湯と, それにソウハクヒを加えた95五虎湯はマオウを含む処方という意味では葛根湯や麻黄湯と同じ処方群といえるのですが, 今回紹介している処方の大部分はマオウを含んでいるのでそれがあまり決め手にならず, 図2でも広く麻黄剤が広がってしまっています.

　咳が目立たず咽頭痛などが比較的強い場合は, OTCで銀翹散などが選択肢になるのですが, 医療用漢方製剤ではピッタリ合うような処方がありません. 109小柴胡湯加桔梗石膏でもよいのですが, これは本来は寒気があって熱感と交互に来るような方に使うことになっている処方です. 構成生薬から考えて58清上防風湯や50荊芥連翹湯, 62防風通聖散, 59治頭瘡一方あたりをやむをえず使うことも考えられますが, 保険病名には注意が必要です. もし, 鼻閉や頭痛が目立つ場合には124川芎茶調散がよいでしょう.

◇ 熱感が強い場合の王道処方

55麻杏甘石湯　1回1包 (2.5 g), 1日3回, 毎食前
（病名には注意!「風邪」では保険が通りません）

◇ COVID-19に対する漢方治療

　日本東洋医学会は軽症〜中等症Ⅰまでの外来でのCOVID-19に対する葛根湯＋小柴胡湯加桔梗石膏を併用した場合と漢方薬無投薬を比較するRCTを実施して, 症状改善までの期間を評価しました. 残念ながらプライマリエンドポイントである発熱, 咳, 痰, 疲労, 息切れのうち, 少なくとも1つの症状が緩和されるまでの日数には差を認めませんでした[12]. ただ, 患者背景を調整したうえで発熱持続期間を比較すると, 漢方薬投与群の方が短かったので, インフルエンザに麻黄湯を投与するのと同じような効果が認められた, とみることができたのかもしれません[12, 13].

◇ 試す価値あり処方

1葛根湯　1回1包 (2.5 g), 1日3回, 毎食前
109小柴胡湯加桔梗石膏　1回1包 (2.5 g), 1日3回, 毎食前
上記2つの処方を併用（病名には注意!「COVID-19」では保険が通りません）

症例のその後

　10歳代なので異常行動が心配との保護者の希望もかんがみて，麻黄湯1回1包（2.5g）1日3回を選択した．解熱が得られるまでの分として3日分処方し，合わせてアセトアミノフェンも頓服用に5回分（1回400 mg）処方した．保護者には，抗ウイルス薬を内服していなくとも異常行動が出ることもありうるので，目を離さないように指導した．

◇ おわりに

　今回はウイルス性上気道炎の漢方薬での治療を取り上げてみました．日本で使用されている漢方薬の多くはもともと（2000年くらい前に），急性発熱性疾患に対して開発されたものが多いので，風邪も得意分野ということになっています．そうはいっても西洋薬を凌駕するものでもありませんので，患者さんや家族の好み，嚥下機能，価格などを総合的に考慮して，患者さん個々の「最適治療」のための1つの選択肢として漢方薬も携えていただければと思います．

Take Home Message

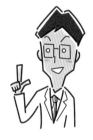

- ◆ 風邪の自然経過を理解したうえで，薬以外の対応から考えよう
- ◆ 風邪の症状を考えるときは全身症状と局所症状に注目しよう
- ◆ 寒気を伴う急性期の治療は種類が多いが，構成生薬でつながりを理解しよう
- ◆ 発症から数日経過して消化器症状が出てきたり，悪寒がなかったりした場合は応用処方が必要

◆ 引用文献

1）Welschen I, et al：Antibiotics for acute respiratory tract symptoms：patients' expectations, GPs' management and patient satisfaction. Fam Pract, 21：234-237, 2004（PMID：15128681）

2）Guppy MP, et al：Advising patients to increase fluid intake for treating acute respiratory infections. Cochrane Database Syst Rev, 2011：CD004419, 2011（PMID：21328268）

3）De Sutter AI, et al：Oral antihistamine-decongestant-analgesic combinations for the common cold. Cochrane Database Syst Rev, 1：CD004976, 2022（PMID：35060618）

4）Williams JW Jr, et al：Clinical evaluation for sinusitis. Making the diagnosis by history and physical examination. Ann Intern Med, 117：705-710, 1992（PMID：1416571）

5）Anon JB, et al：Antimicrobial treatment guidelines for acute bacterial rhinosinusitis. Otolaryngol Head Neck Surg, 130：1-45, 2004（PMID：14726904）

6）Tokuda Y, et al：A simple prediction algorithm for bacteraemia in patients with acute febrile illness. QJM, 98：813-820, 2005（PMID：16174688）

7）Kubo T & Nishimura H：Antipyretic effect of Mao-to, a Japanese herbal medicine, for treatment of type A influenza infection in children. Phytomedicine, 14：96-101, 2007（PMID：17141491）

8）Saita M, et al：The efficacy of ma-huang-tang（maoto）against influenza. Health, 3：300-303, 2011

9) Nabeshima S, et al：A randomized, controlled trial comparing traditional herbal medicine and neuraminidase inhibitors in the treatment of seasonal influenza. J Infect Chemother, 18：534-543, 2012（PMID：22350323）

10) Yoshino T, et al：The use of maoto（Ma-Huang-Tang）, a traditional Japanese Kampo medicine, to alleviate flu symptoms：a systematic review and meta-analysis. BMC Complement Altern Med, 19：68, 2019（PMID：30885188）

11) Wang C, et al：Oseltamivir compared with the Chinese traditional therapy maxingshigan-yinqiaosan in the treatment of H1N1 influenza：a randomized trial. Ann Intern Med, 155：217-225, 2011（PMID：21844547）

12) Takayama S, et al：Multicenter, randomized controlled trial of traditional Japanese medicine, kakkonto with shosaikotokakikyosekko, for mild and moderate coronavirus disease patients. Front Pharmacol, 13：1008946, 2022（PMID：36438822）

13) Takayama S, et al：Contribution of traditional Japanese Kampo medicines, kakkonto with shosaikotokakikyosekko, in treating patients with mild-to-moderate coronavirus disease 2019：Further analysis of a multicenter, randomized controlled trial. J Infect Chemother, 29：1054-1060, 2023（PMID：37507087）

吉野鉄大（Tetsuhiro Yoshino）
慶應義塾大学医学部漢方医学センター
新潟県で18世紀から続く農家の9代目．
田中角栄と同じ小学校卒業．お菓子はブルボン，生薬はオウレン，アイドルはNegiccoを応援しています．
ワインエキスパート合格しました！

Book Information

基本がわかる　漢方医学講義

発行 羊土社

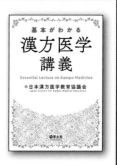

基本がわかる
漢方医学
講義
Essential Lecture on Kampo Medicine
◎日本漢方医学教育協議会
Japan Council for Kampo Medical Education

日本漢方医学教育協議会／編

● 全国82医学部で作成した共通テキスト．60分×4コマの講義＋αの内容をまとめた1冊
● これからの医師に必要となる漢方の基礎知識を99のChartでやさしく解説

□ 定価2,420円（本体2,200円＋税10%）　□ B5判　□ 207頁　□ ISBN 978-4-7581-1875-0

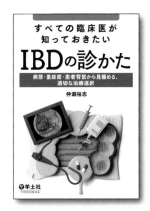
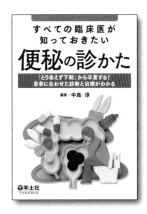

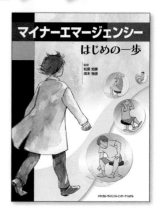
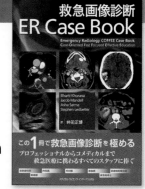

研修医は読まないで下さい!?

研修医はこの稿を読んではいけません.
ここは研修医を脱皮？した医師が，研修医を指導するときの参考のため
に読むコーナーです．研修医が読んじゃうと上級医が困るでしょ！

気づいてほしいビタミンB1欠乏
Part1 ～締めのラーメンのあなたは正しい！～

福井大学医学部附属病院総合診療部　林　寛之

ビタミンB1欠乏を疑うとき

　昔と違って昨今の食事事情ではよほどのことがない限りビタミンB1欠乏なんてないと思ってはいけない．低栄養といえば，アルコール大量摂取，担癌患者などがあげられるが，高齢者の食生活がかなりpoorなことはよく経験しているだろう．豚肉や鮭，ナッツなどを食べない高齢者，特に老々介護や一人暮らしの方では食生活が極端に偏っていることがある．脚気心やWernicke脳症など案外身近な疾患であることを再認識して，治療につなげていけたら，あなたはできるポストレジデントだ.

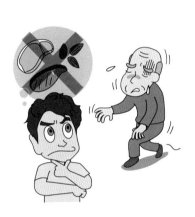

患者A　80歳　男性　　　　　　　　　　　　　　ビタミンB1欠乏

　患者Aが最近息切れと足のふらつきあり，本日トイレで立てなくなったと救急搬送された．血圧120/80 mmHg，脈拍100回/分，呼吸数22回/分，体温36.0℃，SpO2 94％．研修医Sが診察すると，下肢の浮腫は認めるものの，診察上は今一つピンとくるものがなかった．血液検査，尿検査，心電図，超音波検査（心エコー，胸腹部エコー），胸部X線，全身CTと，教育病院ならではの絨毯爆撃検査でも今一つピンとくるものはなかった．これでは日本の医療費が爆上がりになるのもうなずける…ちょっと悲しい．狙いを定めた感染症はひっかからず，薬剤性でもなく，血液検査は電解質も含めすべて正常だった．しいて言えばやや血糖値が低めか….

　上級医Hにコンサルトしたところ，「患者さんの人となりをしっかり見定めて，日常生活や仕事なども詳細に聞くように」とアドバイスを受けた．患者Aに聞きとりしたところ機会飲酒のみで，食事もしっかり摂っているし，肉や魚も食べていると言った．ここでギブアップした研修医Sは上級医Hとバトンタッチした．

　上級医Hはおもむろに待合室に出て，患者Aの奥様と話をはじめた．実は4カ月前から息子夫婦とは別に老夫婦で暮らしはじめたこと．奥様によると，「若い息子家族と一緒じゃないので肉はほとんど料理していないこと」「患者Aが食が細くて，偏食家であること」「お酒は結構毎日飲んでいること」「患者Aは肉なんて全然食べておらず，お茶漬けと漬物が多い

こと」などを聞き出した.

　すぐさまビタミンB₁が投与され，入院となった．数日後には足取りもしっかりして，息切れも消失した．息子に言わせると，患者Aは頑固でなかなか生活様式を変えず，今後の生活もどうしたらいいのか，「ケアマネジャーと話し合ってみます」と言いつつ，途方に暮れていた.

研修医S

「本人がきちんと病歴を言ってくれない限り，診断のつけようがないですよねぇ．え？ まずは疑うことからはじめろってですか…実は，ビタミンB₁欠乏なんて鑑別に入っていませんでした．テヘペロ」

ビタミンB₁ってすごく大事…

　ビタミンB₁は水溶性ビタミンであり，摂りすぎても尿に排泄してしまうだけで特に悪さはしない（過剰になると頭痛，接触性皮膚炎などになることもある）．でもビタミンB₁は備蓄が少ないため，**食生活が悪ければ，わずか2～3週間で枯渇してしまう**（Lancet Neurol, 6：442-455, 2007）．そこのあなた，ダイエットをマジにするのならビタミンB₁のサプリは摂っておいた方がいいよ．またブドウ糖代謝で特に重要な役割を果たすので，炭水化物をたくさん摂る人は，ビタミンB₁は積極的に摂っておいた方がいい．

　成人では，体内でビタミンB₁の約80％をチアミン2リン酸の形で約25～30 mg蓄えている．大腸の腸内細菌もビタミンB₁を産生するが，その臨床的意義はわかっていない（Am J Physiol Gastrointest Liver Physiol, 303：G389-395, 2012）．チアミン2リン酸は補酵素として，糖代謝で重要な役割を果たすが，それ以外に分枝鎖アミノ酸代謝（ビタミンB₆とともにB₁も），脂質代謝にも関連してくるんだ．ビタミンB₁欠乏があると，余った糖質が中性脂肪になってしまうんだよね．

ビタミンB₁（チアミン）代謝のキモ

1）TCA回路（Krebs回路，クエン酸回路）

　TCA回路とは言わずと知れた，ミトコンドリアで一生懸命エネルギーのもとのATP2個をつくっている回路．「その後の電子伝達系の方が，ATPをたくさん（34個）つくるもん」なんてつっこみはいらない．まずは解糖系で（ここでもATPは2個できるが，そんなつっこみもいらない）グルコースを2つにぶった切ってできたピルビン酸を，アセチルCoAにしてTCA回路に送り込まないといけない．このピルビン酸をアセチルCoAに変換するピルビン酸脱水素酵素の補酵素としてビタミンB₁が必要なんだ．**ビタミンB₁欠乏では，行き場を失ったピルビン酸が嫌気性代謝でどんどん乳酸になっていくから高乳酸血症になるんだ**（図1）．ショックでもないのに，乳酸が高い場合は，ビタミンB₁欠乏も鑑別にあがるようにしておこう．

2）低血糖の補正は，必ず最初にビタミンB₁補充を

　ビタミンB₁欠乏のある患者での低血糖補正時に，ビタミンB₁を補充しないでブドウ糖だけ補充してしまうと，TCA回路が回らず，どんどん乳酸がつくられ，あっという間にビタミン

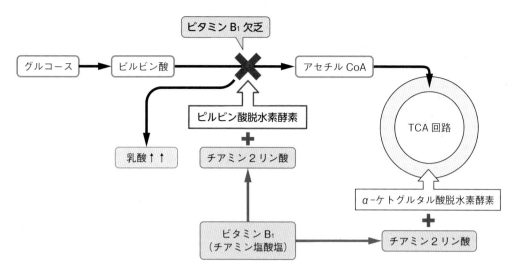

図1 グルコース代謝で重要な役割のビタミンB1
ビタミンB1欠乏では，ピルビン酸がTCA回路に入れず，乳酸に変換される．

B1欠乏が顕著になって，Wernicke脳症や脚気心になってしまう．

ブドウ糖投与前または同時に，ビタミンB1を補充（100 mg静注）してから，ブドウ糖を投与しないといけないというゆえんだ．妊婦さんのWernicke脳症の14％はブドウ糖投与により発症しているんだよ．

通常ビタミンB1（塩酸チアミン：メタボリン®，アリナミン®F）を100 mg静注するが，稀ながらチアミンに対するアナフィラキシーも報告されている．静注で致死的なアナフィラキシーは5分以内に発症することが多いので，まず少量入れて5分様子を見てから残りを投与してはどうだろうか．ビタミンB1の注射は別名「にんにく注射」といわれ，嗅覚障害の検査にも使われたりもする．これは注射製剤に硫化アリルが含まれているためであり，「くさい，くさーい」と患者さんが嫌がっても，これはアナフィラキシーじゃないよ（当たり前♪）．ビタミンB1を注射してもニンニク臭くはならないのでご安心を．

> **低栄養＋低血糖の治療方針**
> ◦ 必ずまずビタミンB1を補充せよ→続いてブドウ糖投与
> ◦ ビタミンB1補充を忘れると，Wernicke脳症や脚気心になっちゃうぞ！

3）何を食べたらいいの？ 〜白米ばかり食べたら脚気になるよ〜

ビタミンB1は，肉類（特に豚肉のヒレ肉やモモ肉），魚類（鮭，鰻など），豆類（アーモンド，落花生），穀類（米ぬかや小麦胚芽），ごま，酵母，卵黄などに多く含まれている．精白米にするとビタミンB1の含有量は少なくなってしまうので，白米はダメ．白米ばかり食べると，ブドウ糖代謝でどんどんビタミンB1が消費されてなくなってしまう．福井にある修行が厳しいので有名なお寺では，入山したばかりの修行僧は質素な食事についていけず，白米をばんばんお代わりをする（ごはんのお代わり自由）．1カ月もすると全身倦怠や足のむくみ，頻尿（水

が増えるため）を訴えてやってくる．診断には典型的な脚気（beriberi）の症状なんて必要ない．「ごはんのお代わりをいっぱいしてるだろ？」と聞くだけで診断がつく．ビタミンB1を飲むだけでさくっと治るから興味深い．やはり修業は修行，昔ながらの修行をきちんとやってもらわなければ志高い高僧にはなれないんだそうだ．修行を開始するとあっというまに体重が減り，スリムで精悍な体型になれるので，ダイエットに悩んでいる人は短期体験入山してみてはいかがだろう？

　　ビタミンB1はニンニクやタマネギなどに含まれているアリシンと結合して脂溶性アリチアミンになると，腸管からの吸収率が高くなるので，豚肉と一緒に炒めるといいよね．でもアリシンは熱に弱い欠点があるけどね．

4) ビタミンB1欠乏よもやま話

① 江戸わずらい

　　「江戸わずらい」という江戸時代の病気がある．これは，江戸で白米を食べる習慣が拡がったため，地方で雑穀米を食べていた大名や侍が江戸に来ると白米ばかり食べてビタミンB1欠乏になり，歩行障害や体調を壊すといった病状を呈してしまった．地元に帰って，雑穀米を食べたら，アラ不思議，体調が戻るというわけ．また丁稚奉公の小僧さんも白米ばかり食べて，おかずは漬物という感じで脚気になっていたという．十三代将軍徳川家定，十四代将軍徳川家茂は脚気心になったが，十五代将軍徳川慶喜は豚肉が好きだったため（豚一とあだ名がつけられた）脚気にはならなかったという（笑）．大阪では，「大坂腫れ」と呼ばれていた．その後，明治，大正時代も脚気は非常にコモンな疾患だったんだ．カップラーメンが出はじめたころは，ビタミンB1が添加されておらず，カップラーメンばかり食べる偏食家には脚気を認めたんだよねぇ．今はきちんと添加されているので大丈夫♪

② 高木兼寛の功績：海軍の勝利「ビタミンの父」

　　海軍カレーを好きな人も多いだろう．洋上では曜日感覚もなくなってしまうため，海軍では金曜日にカレーを出すようになったとか．それ以上に大事な功績は，海軍での脚気撲滅にカレーが貢献したことだ．これは高木兼寛（海軍軍医総監．医学博士．東京慈恵会医科大学の創設者）が提唱したカレーのおかげで，海軍からは脚気が一掃され，「ビタミンの父」と呼ばれた．

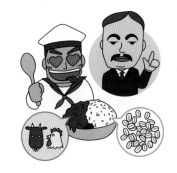

　　軍に入ると1日6号の白米（ごはん15杯も！）が食べられるということで軍人になる人が多かったが，これが脚気になる原因でもあった．イギリスに留学していた高木兼寛がイギリスでは脚気がないことに気づき，「栄養説」を唱えるも，当時は森鷗外らのドイツ医学が隆盛で「脚気は感染症説」が強く，なかなか聞き入れてもらえなかった．そこで高木兼寛は実証実験を行い，食事の半分を麦飯と代え，肉などもとり入れた食事にした航海をしたところ，脚気を一掃することができた（「麦飯男爵」と呼ばれたゆえん）．陸軍は白米食にこだわったため，2つの大戦で脚気による多くの死傷者を出してしまった．その頃はビタミンB1が原因とまで特定できなかったものの，栄養学の勝利というわけだ．おかげで脚気に苦しんだ陸軍をよそに，海軍は脚気が一掃された．麦飯を導入した際に一番人気がカ

レーだったということから海軍カレーが生まれたという．東京慈恵医科大学病院では今も昼食時に麦ご飯が提供されている．素晴らしい！

③ ビタミンB₁の発見者：鈴木梅太郎

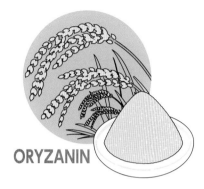

ORYZANIN

実はビタミンB₁は1910年に日本人の鈴木梅太郎が米ぬかから発見したんだ．すごーい！鈴木梅太郎は最初「アベリ酸」と命名したが，ほどなく「オリザニン」〔米の学名"オリバ・サティバ（*Oryza sativa*）"由来〕と改称した．1910年に東京化学会で発表するも，当時の脚気は感染症説に押され，日本の医学界の反応は薄かった．1911年8月にドイツの学術誌に抄録を発表するも（抄録じゃダメだったぁ〜），同11月にポーランドのカシミール・フンクが新しい栄養素として「ビタミン」と称して発表し大々的に注目を集めた．約半年遅れて，1912年7月に「オリザニン」として鈴木梅太郎が発表するも二番手となってしまい，「ビタミン」が後世に伝えられるようになった．ラテン語で生命を意味する"vita"と有効成分"amine"をくっつけて，"vitamin"と名付けられたんだ．鈴木梅太郎は「新しい栄養素であるとの記載なし」，「英語で論文を書かなかったこと」など弱みもありカシミール・フンクに先を越されたんだよねぇ．学術的発表は「タイミング」と「新規性」，「英語」がカギなんだねぇ．ただし1912年には発見の功から鈴木梅太郎はノーベル賞候補に選ばれている．ビタミンB₁を発見したのは鈴木梅太郎，「ビタミン」と命名したのはカシミール・フンクということなんだ．

④ beriberiってなんだ

脚気は英語でberiberiというが，beriberiはシンハラ語で"I can't I can't"という意味らしい．極度に弱っているということで，動けない，歩けないという感じかな．ジャワ語で羊を「beri」と呼び，脚気にかかると歩き方が羊のようになることに由来するという説もある．アジア，アフリカ，アメリカの熱帯，亜熱帯地域で米が主食の地域に多いことはわかっていたようで，この地域の言葉からberiberiって言葉が出てきたんだろうね．語源については諸説ありますってチコちゃんふうに言っておく．

日本では基本フラフラになって歩行困難になるため，「脚」の病気だと思われて，「脚気」と命名されたんだよね．

 ## 脚気をいつ疑う？

1）beriberiの症状：多彩なberiberi

ビタミンB₁欠乏は原因は1つなのに，実に多彩な病態を呈するのが興味深い．低栄養に加えて以下の病態のときにはビタミンB₁欠乏を疑おう．① 神経：dry beriberi（Wernicke脳症，Korsakoff症候群，末梢神経障害），② 心臓：wet beriberi（脚気心），③ 消化管：GI beriberi（消化器症状），④ 乳酸アシドーシスは押さえておこう（表1）．①や②は有名で，③と④を覚えておくと格好いい．⑤の乳児脚気はめったにないが知っておくといい．

表1　ビタミンB₁欠乏の病像

① 神経	dry beriberi	Wernicke脳症，Korsakoff症候群 末梢神経障害（脚気，歩行障害，多発神経炎）
② 心臓	wet beriberi	脚気心（高拍出性心不全）
③ 消化器	GI beriberi	食思不振，嘔気・嘔吐，腹痛，乳酸アシドーシス
④ 高乳酸血症	説明のつかない高乳酸血症をみたらビタミンB₁欠乏を疑え！	
⑤ 乳児脚気	infantile beriberi	チアミン欠乏の母親による母乳栄養で発症

GI：gastrointestinal（胃腸）.

① GI beriberi（胃腸脚気）

GI（Gastrointestinal）beriberi（胃腸脚気）は，Gastric beriberi ともいわれ，Wernicke脳症になる前に先行することが多い．まず食欲低下が生じ，続いて嘔気・嘔吐，腹痛をきたしてくる（J Neurosci Rural Pract, 8：401-406, 2017）．食生活をきちんと明らかにしないと，原因不明の腹痛のできあがりだ．低栄養でビタミンB₁欠乏になったのに，GI beriberiになると，余計食事が摂れなくなってしまい，悪循環に陥ってしまうんだ．**GI beriberiは消化器症状＋高乳酸血症で疑うべし**．そもそもアシドーシスになれば腹痛は出てくる〔ホラ，糖尿病性ケトアシドーシス然り，アルコール性ケトアシドーシス然り〕ことがあるので，アシドーシスが腹痛の本態なのかもしれないと思うんだけどねぇ．

② infantile beriberi（乳児脚気）

変わり種として，infantile beriberi（乳児脚気）がある．チアミン欠乏の母親からの母乳栄養児にみられる．特に代謝が更新している成長期にチアミン欠乏は生命を脅かし，治療しなければ症状が出現して数時間で死亡することもあるんだ．GI beriberi同様食べられなくなってしまうので悪循環に陥ってしまう．大泣きして易刺激性に続いて，**泣いているのに声が出なくなってしまうようになる**（aphonia, silent cry）．声が出なくなるのは，喉頭神経麻痺や右心不全による喉頭浮腫が機序として考えられている．

月齢に合わせて①〜③の症状型に分類される．

① 急性循環型（生後1〜3カ月）：食思不振，嘔吐，易刺激性，啼泣，浮腫，心不全，脚気心
② 無音型（生後4〜6カ月）：嗄声，無音啼泣，易刺激性，呼吸停止
③ 偽髄膜型（生後7〜9カ月）：眼振，眼瞼下垂，痙攣，大泉門膨隆，意識障害

その後，自閉症スペクトラムやうつ，肺高血圧，代謝性アシドーシスが引き起こされ，死に至る．

ビタミンB₁欠乏を疑う時
- 低栄養をみたら，3つのberiberi（神経，心臓，消化器）を考える
- 説明のつかない高乳酸血症をみたら，ビタミンB₁欠乏を疑え！

表2　高乳酸血症のさまざまな原因

A型	低循環, 低酸素			全般的：ショック, 高度貧血, 多発外傷, 熱傷, シアン中毒, 一酸化炭素中毒 局所的：四肢虚血, 腸管虚血, 軟部組織壊死, 末梢血流不全 運動性：痙攣, 激しい運動
B型	低循環や低酸素を伴わないもの	B1	基礎疾患による	**敗血症, ビタミンB1欠乏**, 悪性疾患, リンパ腫（Warburg効果：好気的解糖）, 肝疾患, 腎不全, 褐色細胞腫, 糖尿病性ケトアシドーシス, アルコール性ケトアシドーシス
		B2	中毒, 薬剤性	アルコール, メタノール, イソプロピルアルコール, シアン中毒, 一酸化炭素中毒, メトホルミン, アセトアミノフェン, ベータ刺激薬
		B3	先天性, 代謝性	GpPD欠損症, ピルビン酸脱水素酵素欠損症, ミトコンドリア症など

文献4より引用.

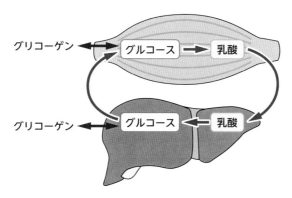

図2　コリ回路：嫌気呼吸
肝疾患があると, 乳酸をグルコースに変換できず, 乳酸が蓄積してしまう.

2）高乳酸血症の鑑別としてのビタミンB1欠乏：A型 vs B型乳酸（表2）

　　敗血症などショックで組織の低循環が起これば, ATPもつくれず, 乳酸は大量に産生されてしまう. この乳酸はA型乳酸アシドーシス（L-乳酸の蓄積）といい予後に直結する悪い乳酸である.

　　一方ほかの原因（薬剤やけいれんなど）によるB型乳酸アシドーシス（D-乳酸の蓄積）の場合は, 組織灌流は正常であり, ATP産生も正常なことも多く, 必ずしも予後が悪いわけでもない. なんと糖尿病性ケトアシドーシスの25％にビタミンB1欠乏を認めたという報告もある（J Crit Care, 29：182, 2014）.

　　老体に鞭打ち, ドクヘリ出動に意気込んで長い階段を駆け上がろうものなら, 両足がジンジン痛くなり, 大量乳酸発生中＋戦力外通告（トホホ）となるわけだ（あ, 私のこと！？）. でも大丈夫. この乳酸は肝臓で再びグリコーゲンに変えてエネルギーにできるのだ（コリ回路）（図2）. 肝臓は乳酸の70〜75％をクリアランスしてくれるんだ. だから肝疾患があると, 肝臓で乳酸をグルコースに変換できなくなり乳酸が蓄積してしまうんだよね. したがって, **肝疾患がない場合に, 高乳酸血症を認めたら, ビタミンB1欠乏を疑うというのは大事**なんだ.

　　ちなみにリンゲル液には乳酸が入っているが, 大量に輸液したとしても輸液程度ではどうせすぐに代謝されるので, 決して高乳酸血症にはならないよ.

表3　ビタミン B₁ 欠乏症の基礎疾患・患者

・アルコール耽溺
・高齢者（独居，老々介護，セルフネグレクトなど），過度なダイエット，神経性食思不振症
・担癌患者，化学療法中，中心静脈栄養
・妊娠悪阻
・代謝亢進（敗血症，ICU 患者，術後）
・低マグネシウム血症
・白米のみの主食
・AIDS など全身疾患，慢性炎症性疾患，慢性腎不全・透析
・胃縫縮術（減量手術），胃切除
・慢性嘔吐症，慢性下痢症，慢性膵炎，薬剤（利尿薬）

3）基礎疾患編：ビタミン B₁ 欠乏になりやすいのは誰だ！?

　昔よりビタミン B₁ 欠乏が減ったとはいえ，高齢者やがん患者が増えている今，そんなに珍しいわけでもなく，**鑑別にあげるかどうかで大きく患者さんの予後は変わってくる**．ビタミン B₁ 欠乏をきたす低栄養状態の疾患・患者を表3に示す．アルコール耽溺，高齢者，担癌患者，胃縫縮術，妊娠悪阻，低栄養などがあげられる．

　精神科にコンサルトされるがん患者の55.3％にビタミン B₁ 欠乏を認めたという報告もある．がんの主治医はせん妄をみたら，必ずビタミン B₁ 欠乏を鑑別にあげないといけないんだ．またマグネシウムはチアミンを活性型であるチアミン2リン酸に変換するのに必要であり，**低マグネシウム血症では活性のあるチアミン2リン酸ができないんだ**．

　ここで気をつけてほしいのは，**必ずしも患者さんは食生活について正直に答えないということ**．本人が「食べている」と言っても，実際の量を聞くととんでもなく少ないことがある．「本人の常識」は，「他人の非常識」ってことも多いんだ．今回の症例のように，本人からの病歴聴取があてにならず，家族に話を聞くとわかることもある．家の荒れ具合・すさみ具合（アルコール依存，セフルネグレクト）などは，救急隊に聞くといい．**低栄養を疑わせる情報収集はビタミン B₁ 欠乏を診断する一番のキモになるのだ**．

> **低栄養の情報収集　ビタミン B₁ 欠乏を疑ったら**
> - 患者から本当の話を聞き出せ：アルコール少なめ申告は世の常
> - 食事の種類，量，頻度をしっかり聞き出すべし
> - 家族や救急隊からも情報収集せよ！

① アルコール多飲

　アルコール耽溺患者は本当に何も食べないでお酒を飲むので低栄養は合併しやすい．さらに**アルコールそのものがビタミン B₁ の吸収を阻害し，排泄を促進する効果がある**．またアセトアルデヒド代謝に必要なトランスケトラーゼの補酵素としてもビタミン B₁ は消費されてしま

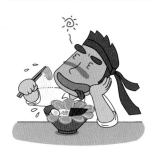

うため，アルコールを飲むとどんどんビタミンB₁を消費してしまうのだ．だからお酒を飲んだ後に，締めのラーメン（できれば豚骨ラーメン）はビタミンB₁補充もできて，実に理にかなっているんだよね．チャーシュー増し増しで注文しよう♪

② 重症患者，ICU患者，敗血症患者

　ICU入室の重症患者ではビタミンB₁欠乏は成人で10～70％，小児では11～28％に認める．敗血症もショックになれば確かに嫌気性解糖が原因となり高乳酸血症になるが，多くの敗血症ではむしろ代謝亢進による好気性解糖により乳酸が産生されていることの方が多い．細胞やミトコンドリアへの直接障害作用も乳酸産生に一部関与している．敗血症患者ではビタミンB₁を早期に投与すると乳酸クリアランスが早く，死亡率も低くなるという報告もある．ビタミンB₁も理論的には有用だが，確固たるエビデンスは示せていない．

　ビタミンB₁とビタミンC，ステロイドのカクテル療法は期待をもたせたわりにはメタ解析で無効と報告され，代謝蘇生に関しては，なんとももどかしく感じるのは私だけ？

③ 妊娠悪阻

　妊娠悪阻もビタミンB₁欠乏になりやすい．Wernicke脳症のような神経症状まで出現しなくとも，**GI beriberiだと食思不振，嘔気・嘔吐という症状で，まるで妊娠悪阻と同じなので，鑑別が難しいったらありゃしない**．もうそんな場合はビタミンB₁を投与しておくに限る．栄養は大事だもの．

　つわりといえば，ビタミンB₆（ピリドキシン）や漢方薬（六君子湯，小半夏加茯苓湯）と必要に応じて吐き気止め（ジフェンヒドラミン，メトクロプラミド）が使用されるが，おっとこどっこいビタミンB₁補充も忘れてはならない．

　妊娠10～15週にビタミンB₁欠乏となってくることが多く，Wernicke脳症に至るまでは平均7週間嘔吐し続け，体重も平均12.1 kgも落ちている．**嘔吐（100％），複視（37.4％），目がかすむ（27.4％）などの前駆症状を訴える**．Wernicke脳症の三徴（意識障害・眼球運動障害・運動失調）が揃っているのは，62.1％であった．**治療はビタミンB₁を1日500 mg以上投与すべきで，治療したとしても多くが（63.6％）全然足りていない状況なんだ．**

> **妊婦のつわりが強い場合**
> ● ビタミンB₆に加えて，ビタミンB₁の補充もお忘れなく
> ● 眼の症状（複視，霧視）を訴えたら，Wernicke脳症の前駆症状と疑え
> ● Wernicke脳症の三徴（62.1％）が揃う前に治療開始．投与量は500 mg/日以上

ビタミンB₁の血中濃度測定って役に立つの？

　ビタミンB₁の血中濃度を測定してもERではすぐに結果が得られず，治療が優先されるのが当たり前だ．では念のためにビタミンB₁血中濃度を測定するのは意味があるのか？ **実はビタミンB₁の血中濃度は，信頼できる指標ではない**．またそもそもビタミンB₁はリン酸化された

チアミンピロリン酸（活性型のチアミン2リン酸）になってはじめて効いてくるが，検査ではこの活性型を測定しているわけではないんだよね．ホラ，前述したように低マグネシウム血症があれば，ビタミンB1値が正常でも，活性型にはなれなかったよね．活性型のチアミン2リン酸がペントースリン酸回路におけるトランスケトラーゼの補酵素として働くので，間接所見としてトランスケトラーゼ酵素活性を測定することでビタミンB1がきちんと働いているかどうかがわかるんだ．チアミン2リン酸によるトランスケトラーゼの不飽和状態が低いほど，ビタミンB1活性は正常といえる．なんかややこしいよね．トランスケトラーゼの不飽和割合が，健康な人では0～15％，軽度欠乏で15～25％，欠乏症では25％以上となる．そんな検査したことないよ～．別の検査として，尿中チアミン排泄量測定がある．尿中チアミン排泄量が100 μg/日未満であればチアミンの摂取不足を示唆し，40 μg/日未満であれば摂取量が極端に少ないことを示唆する．尿排泄量は，ビタミンB1の食事の摂取量はわかるが，組織蓄積量は反映しない欠点がある（https://ods.od.nih.gov/factsheets/Thiamin-HealthProfessional/：NIHのFact sheet）．

　活性型ではないビタミンB1の血中濃度測定は，値が低ければビタミンB1欠乏と医療者が安心して診断できるというメリットがあるものの，正常値であってもビタミンB1欠乏は全然否定できないため，あんまり意味ないんだよね．ビタミンB1の測定法については信頼のおける確固たる標準検査法はまだないんだよね（Clin Chem Lab Med, 55：1652-1668, 2017）．**臨床診断でしっかり治療できるようになろう**．

ビタミンB1の血中濃度…本当に必要か，臨床上は実は疑問
- 結果が出るのが遅いので，治療を優先しよう
- もちろん低ければ，ビタミンB1欠乏あり．しかし正常範囲でも当てにはならない

Check！ 文献

1) Attaluri P, et al：Thiamine Deficiency：An Important Consideration in Critically Ill Patients. Am J Med Sci, 356：382-390, 2018（PMID：30146080）
　↑必読文献．ビタミンB1欠乏のreview．重症患者の約20％でビタミンB1欠乏を認める．ビタミンB1といえど，チアミン塩酸塩（食事中はこの形），チアミン1リン酸，チアミン2リン酸，チアミン3リン酸とさまざまな形態がある（体内の多くは活性型のチアミン2リン酸＝チアミンピロリン酸）．ピルビン酸脱水素酵素，αケトグルタル酸脱水素酵素，トランスケトラーゼ，分枝鎖アミノ酸脱水素酵素などに関与している．敗血症性ショックでは代謝が亢進し，20～70％がビタミンB1欠乏に陥っている．手術ストレスにおいてもビタミンB1がどんどん消費される．チアミン血中濃度は測定できるが，活性のあるのはチアミン2リン酸なので，必ずしも当てにならない．チアミン2リン酸はペントースリン酸回路におけるトランスケトラーゼの補酵素として働くので，トランスケトラーゼの活性を測定する方が間接的に証明できて有用だが，正常値の幅が広すぎて，明らかに欠乏症でも正常範囲に出ることがあるという．

2) Smith TJ, et al：Thiamine deficiency disorders：a clinical perspective. Ann N Y Acad Sci, 1498：9-28, 2021（PMID：33305487）

↑必読文献．ビタミンB₁欠乏のreview．ビタミンB₁欠乏は代謝異常，神経系，心血管系，呼吸器系，消化器系，筋骨格系など多岐に影響を及ぼす．

3) Ricci Z & Romagnoli S：The 11th pitfall：thiamine deficiency. Intensive Care Med, 44：1597, 2018（PMID：29934922）

↑敗血症に代表される循環不全に起因する高乳酸血症は有名だが，ビタミンB₁欠乏による高乳酸血症は見逃せない．

4) Wardi G, et al：Demystifying Lactate in the Emergency Department. Ann Emerg Med, 75：287-298, 2020（PMID：31474479）

↑必読文献．ERにおける乳酸のreview．A型，B型（B1～3）の解説もある．代謝ストレスがかかると，心臓が乳酸の60％を，脳が25％を使用するという．乳酸も大事な栄養として使われるんだ．

5) Prakash S：Gastrointestinal beriberi：a forme fruste of Wernicke's encephalopathy? BMJ Case Rep, 6：2018:bcr2018224841, 2018（PMID：29982183）

↑必読文献．GI beriberiについての症例報告．ビタミンB₁欠乏は食思不振，嘔気・嘔吐，腹痛をきたすことがあり，Wernicke脳症の症状がはっきりしてきてはじめて診断に至っている．GI beriberiはWernicke脳症の前段階とも考えられる．GI beriberiでは腹部症状が前面に出る場合もあり，原因不明の腹痛なんてうやむやにせず，患者さんの低栄養状態をきちんと把握することが肝要だ．

6) Donnino M：Gastrointestinal beriberi：a previously unrecognized syndrome. Ann Intern Med, 141：898-899, 2004（PMID：15583247）

↑GI beriberiの2症例報告でランドマーク的な症例報告．どちらもアルコール耽溺患者で，緊急手術に至っているのが恐ろしい．ビタミンB₁投与だけで治るなら，手術までいきたくないよねぇ．

7) Nakamura K, et al：Thiamine Deficiency Manifesting Acute Right Hypochondrial Pain with Lactic Acidosis. Am J Med, 136：e202-e203, 2023（PMID：37369270）

↑GI beriberiの症例報告．やせ型男性のアルコール多飲の59歳患者で，右季肋部痛，高拍出性頻脈，アニオンギャップ開大のB型乳酸アシドーシスからビタミンB₁を150 mg投与したところ急速に軽快した．ビタミンB₁の血中濃度は正常範囲であったのに，治療は著効．

8) Amano A, et al：Anaphylaxis due to thiamine disulfide phosphate, a derivative of vitamin B1；a case report and literature review. Allergol Int, 71：414-416, 2022（PMID：35282992）

↑ビタメジン®でⅠ型アナフィラキシーを呈した症例報告．皮内テストでリン酸チアミンジスルフィドが原因物質であると特定した．チアミン塩酸塩，ピリドキシン塩酸塩，ビタミンB₁₂では反応がなかった．つまり同じビタミンB₁でもチアミン塩酸塩では交叉反応がなかったというのが興味深い．メタボリン®はチアミン塩酸塩で，アリナミン®Fはフルスルチアミンで，同じビタミンB₁でも微妙に構造が違う．

9) Duca J, et al：Elevated Lactate Secondary to Gastrointestinal Beriberi. J Gen Intern Med, 31：133-136, 2016（PMID：25876741）

↑GI beriberiによる高乳酸血症に関する症例報告．GI beriberiを鑑別にあげないと無駄な検査をしまくる羽目になってしまう．

10) Kraut JA & Madias NE：Lactic acidosis. N Engl J Med, 371：2309-2319, 2014（PMID：25494270）

↑乳酸アシドーシスの review. 一酸化炭素中毒の記載があるが, 多くはあまり乳酸はできないんだ. むしろ乳酸が多い場合は, シアンガス中毒（ウレタンやカーテン, 羊毛が燃えると発生）を疑ってほしいんだけどなぁ. 救急目線の文章じゃないな.

11) Suetrong B & Walley KR：Lactic Acidosis in Sepsis：It's Not All Anaerobic：Implications for Diagnosis and Management. Chest, 149：252-261, 2016（PMID：26378980）

↑敗血症における乳酸産生, クリアランスなどに関する review. 敗血症の乳酸産生は必ずしも嫌気性解糖ではない. 乳酸は単に老廃物と考えてはいけない. 乳酸は嫌気的および好気的に産生され, 糖新生前駆体または酸化の基質としてさまざまな細胞でミトコンドリアのエネルギーとして使用される（乳酸シャトル説）. ちなみに乳酸アシドーシスがあっても（pH ≧ 7.15 の場合）, 重炭酸ナトリウムは効果がないばかりかむしろ使っちゃダメなんだぞぉ.

12) Woolum JA, et al：Effect of Thiamine Administration on Lactate Clearance and Mortality in Patients With Septic Shock. Crit Care Med, 46：1747-1752, 2018（PMID：30028362）

↑後ろ向き単施設研究. 入院 24 時間以内にビタミン B1 投与を受けた敗血症患者群 123 人と非投与群 246 人を比較検討. 乳酸クリアランスはビタミン B1 投与群（特に女性）で早かった. 28 日後死亡率もビタミン B1 投与群で低かった（ハザード比 0.666. 特に女性）. ビタミン B1 投与量が決まっていない観察研究なので, このあたりが本当は知りたいけどね.

13) Marik PE, et al：Hydrocortisone, Vitamin C, and Thiamine for the Treatment of Severe Sepsis and Septic Shock：A Retrospective Before-After Study. Chest, 151：1229-1238, 2017（PMID：27940189）

↑世界を震撼させた Marik の重症敗血症のカクテル療法（ビタミン C 大量療法, ビタミン B1, ステロイド）. この後, 次々と良好な症例が報告されたが…（悲）.

14) Fowler AA 3rd, et al：Effect of Vitamin C Infusion on Organ Failure and Biomarkers of Inflammation and Vascular Injury in Patients With Sepsis and Severe Acute Respiratory Failure：The CITRIS-ALI Randomized Clinical Trial. JAMA, 322：1261-1270, 2019（PMID：31573637）

↑ICU 患者に大量ビタミン C 療法を 4 日間続けたが, 臓器改善はみられず撃沈.

15) Fujii T, et al：Effect of adjunctive vitamin C, glucocorticoids, and vitamin B1 on longer-term mortality in adults with sepsis or septic shock：a systematic review and a component network meta-analysis. Intensive Care Med, 48：16-24, 2022（PMID：34750650）

↑敗血症のカクテル療法（ビタミン C, ビタミン B1, ステロイド）に関するメタ解析. 長期予後改善効果はなし. 臓器予後も改善効果なし. カクテル療法は惨敗.

16) Sheldon M & Nugent K：Lactic acidosis and thiamine deficiency in a patient with diabetic ketoacidosis. Am J Med Sci, 366：395-396, 2023（PMID：37657767）

↑糖尿病性ケトアシドーシスにビタミン B1 欠乏を合併した症例報告. コントロール不良の糖尿病による高度尿糖のため, ビタミン B1 排泄が促進されたものと考えられる. 頻回入院, 持続性尿糖, 高乳酸血症を認めた場合, ビタミン B1 欠乏も考慮するよう提唱.

17) Donnino MW, et al：Thiamine deficiency in critically ill patients with sepsis. J Crit Care, 25：576-581, 2010（PMID：20646908）

↑30 人の ICU 患者（敗血症性ショック）の小規模スタディ. 入院時に 10 ％（3 人）においてビタミン B1 欠乏を認め, 72 時間以内に 20 ％（6 人）がビタミン B1 欠乏に進展した. ビタミン B1 欠乏は高乳酸血症と関連を示さなかったが, 肝疾患を除けば, ビタミン B1 欠乏と高乳酸血症は関連を認めた.

18) Moskowitz A & Donnino MW：Thiamine（vitamin B1）in septic shock：a targeted therapy. J Thorac Dis, 12：S78-S83, 2020（PMID：32148929）

　↑ビタミンB1と敗血症に関する知見をまとめたreview．敗血症性ショックにおけるビタミンB1の効果はある程度期待できる．

19) Costa NA, et al：Serum thiamine concentration and oxidative stress as predictors of mortality in patients with septic shock. J Crit Care, 29：249-252, 2014（PMID：24412011）

　↑敗血症性ショックのICU患者（108人）のうち71.3％にビタミンB1欠乏を認めた．敗血症性ショック患者では，酸化ストレスは死亡率と関連していた．一方，ビタミンB1は酸化ストレスや死亡率とは関連していなかった．

20) Costa NA, et al：Insights Into Thiamine Supplementation in Patients With Septic Shock. Front Med（Lausanne）, 8：805199, 2021（PMID：35155482）

　↑敗血症におけるビタミンB1のreview．重症患者の70％にビタミンB1欠乏が合併しており，ビタミンB1の有用性のエビデンスを紹介するも，投与量や期間など標準化したものがなく，まだ確固たるエビデンスがあるとはいえない．ビタミンC，ステロイド，ビタミンB1のカクテル療法は賛否両論あるものの，確固たるエビデンスなしとされた．そもそも抗酸化機序は多面的要素があり，単剤ではなく，複数の微量栄養素の補給が必要になるんじゃないかと提唱している．

21) Akkuzu E, et al：Prevalence and Time Course of Thiamine Deficiency in Critically Ill Children：A Multicenter, Prospective Cohort Study in Turkey. Pediatr Crit Care Med, 23：399-404, 2022（PMID：35583619）

　↑トルコの小児ICUでの観察研究．ビタミンB1欠乏は476人中，ICU入室時に11.1％，ICU3日目に13.6％に認めた．ただこの研究，同意を得られなかった患者が386人もいるんだよね．

22) Lima LF, et al：Low blood thiamine concentrations in children upon admission to the intensive care unit：risk factors and prognostic significance. Am J Clin Nutr, 93：57-61, 2011（PMID：21068344）

　↑小児ICU患者202人中，ビタミンB1欠乏は28.2％（57人）に認めた．小児の場合，低栄養との関連は認めなかったが，CRP ≧ 20 mg/dLと関連していたオッズ比〔(OR) 2.17〕．

23) Isenberg-Grzeda E, et al：High rate of thiamine deficiency among inpatients with cancer referred for psychiatric consultation：results of a single site prevalence study. Psychooncology, 26：1384-1389, 2017（PMID：27228202）

　↑精神科にコンサルトを受けたがん患者217人のうち55.3％にビタミンB1欠乏を認めた．フルオロウラシル系抗がん薬，高度体重減少，がん治療中がハイリスクであったが，ほとんどの患者は正常体重か肥満傾向であった．ビタミンB12や葉酸も低下していることが多かった．コンサルト前にビタミンB1血中濃度測定が測定されていたのはたった10.6％しかいなかった．つまり主治医は全然疑っていなかったということなんだよね．ガッカリ．

24) Oudman E, et al：Wernicke's encephalopathy in hyperemesis gravidarum：A systematic review. Eur J Obstet Gynecol Reprod Biol, 236：84-93, 2019（PMID：30889425）

　↑**必読文献**．妊娠悪阻におけるWernicke脳症のreview．Wernicke脳症に至るまでは平均7週間嘔吐し，12.1 kgの体重減少を認める．嘔吐（100％），複視（37.4％），目がかすむ（27.4％）などの症状も前駆症状として訴える．眼球運動障害（86.4％），眼振（76.8％），意識障害や認知機能障害（83.6％），失調歩行（83.1％）．Wernicke脳症の三徴が揃っているのは，62.1％と比較的高い．治療はビタミンB1を1日500 mg以上投与すべきで，63.6％において不十分な投与量になっている．14.1％においてブドウ糖投与によりWernicke脳症を発症してしまっている．ブドウ糖投与前に必ずビタミンB1補充という原則が守られていないんだよねぇ．合併症として慢性の認知機能障害（65.4％），流産（50％），妊産婦死亡（5％）がある．つわりが強い場合は，ビタミンB1を100 mg（点滴，筋注）予防投与すべきなんだ．

25) Kareem O, et al：Thiamine deficiency in pregnancy and lactation：implications and present perspectives. Front Nutr, 10：1080611, 2023（PMID：37153911）

　↑妊婦授乳婦に関するreview. 生化学的内容が満載でしっかりと深く理解したい人向け. Infantile beriberi（乳児脚気）や遺伝性チアミン欠乏症に関しても詳説している.

26) Qureshi UA, et al：Infantile thiamine deficiency：Redefining the clinical patterns. Nutrition, 84：111097, 2021（PMID：33461052）

　↑43例の乳児脚気に関する単施設の後ろ向き研究. 3つの類型を認めた（一部混合型）. 全例で乳酸アシドーシスを呈していた. 酸性型の群（30例 平均生後67日）が最も多く, 嘔吐, 易刺激性, アシドーシスに伴う頻呼吸に続いて, 心原性ショック（46％）, 呼吸不全（50％）に陥った. 肺高血圧症を呈する群（5例 平均生後5カ月）は右心不全を呈し, 嗄声, 無音啼泣（喉頭神経麻痺, 心不全による喉頭浮腫の関与疑い）を伴うことが多かった. 第3群（5例 平均生後190日と最も年長）のWernicke脳症では, 嘔吐に続いて脳症となり, 両側眼瞼下垂を伴うことが多かった. 乳酸は脳脊髄液に貯留し, 血中乳酸値は正常であることが多かった. 論文によって分類の呼び方が違うのでわかりにくい印象だ. Kaeemらの論文[25]では酸性型＝急性循環型, 無音型＝肺高血圧型, 偽性髄膜型＝Wernicke脳症と分類している.

No way！ アソー！ モジモジ君の言い訳

〜そんな言い訳聞き苦しいよ！
No more excuse！ No way！ アソー（Ass hole）！

×「ご飯は食べているって言ってたんですってば！」

→高齢者の病歴聴取は難しい. 本人が食べているといっても, 偏食であったり, 実はすごく少量であったり, 夏バテでそうめんしか食べていなかったりで, 家人も含めて詳細に聞けばビタミンB1欠乏を疑うのは難しくないよ.

×「あ, 低血糖もありますね. ブドウ糖注射しておきます. え？ こんな若い妊婦さんで体格がいいのにビタミンB1の補充なんて必要なんですか？」

→なんて失礼な！ 体格は関係ない. ビタミンB1の備蓄量は少なく, つわりになったらすぐに枯渇してしまうんだ. ビタミンB1を補充しないで, ブドウ糖を注射しちゃうと, 妊婦のWernicke脳症になっちゃうぞ！

×「結構終末期のがん患者さんなのでせん妄になるのはしかたがないですかねぇ. 精神科にコンサルトしておきましょうか？」

→ビタミンB1欠乏は, 精神科コンサルトをしたがん患者の55.3％にビタミンB1欠乏を認めるくらいコモンな病態なんだ. すぐに精神科に丸投げするんじゃなくて, まずはビタミンB1を補充しておくべし.

×「そんな！ 鈴木梅太郎の方が先じゃないですか！」

→気持ちはわかる. でもやっぱり論文は英語で書かないと世界には広められないんだ. 日本だけで声高に言っても誰も振り向いてくれない. 研究者の悲哀だよね. 高峰譲吉だって「アドレナリン」を見事に抽出したのに, ジョン・エイブルに「エピネフリン」としてとって変わられてしまったじゃないか. 発表はなるべく早く, 広く, 世界に向けてが大事なんだ.

林　寛之（Hiroyuki Hayashi）：福井大学医学部附属病院救急科・総合診療部

先日9月23日〜24日に『ケアネットまつり』なるものが開催され、「Dr. 林の笑劇的救急問答おまつりバージョン」が見事人気投票1位となりました！ イェーイ，パチパチパチ．投票いただいた先生方に心から感謝いたします．今後も研修医やポストレジデントたちが笑って学べて記憶にブスブス焼き付くような番組をつくっていきたいと思います．ケアネットからトロフィーまでもらって，田坂賞（日本プライマリ・ケア連合学会）受賞時と同じくらい嬉しかった．

2024年2月3日〜4日には『ERアップデート in 東京ベイ』（ディズニーオフィシャルホテル）を開催します．そこでも思いっきりはっちゃけますので，初期研修医の先生方は一緒に実りの多い勉強をしましょう．もちろん夜はディズニーでムフフ…申し込みは https://www.erupdate.jp/（二次元コード参照）から．お待ちしてまぁ〜す♪

1986　自治医科大学卒業	日本救急医学会専門医・指導医
1991　トロント総合病院救急部臨床研修	日本プライマリ・ケア連合学会認定指導医
1993　福井県医務薬務課所属　僻地医療	日本外傷学会専門医
1997　福井県立病院ER	Licentiate of Medical Council of Canada
2011　現職	

★後期研修医大募集中！ 気軽に見学にどうぞ！ Facebook⇒福井大学救急部・総合診療部

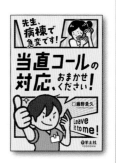

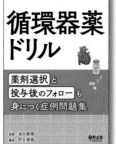
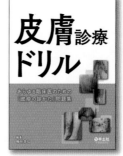
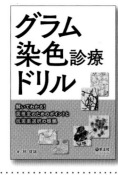
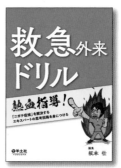
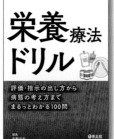
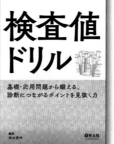
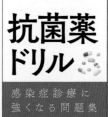
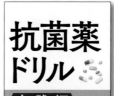

対岸の火事 他山の石

研修医が知って得する日常診療のツボ

中島 伸

他人の失敗を「対岸の火事」と笑い飛ばすもよし，「他山の石」と教訓にするのもよし．研修医時代は言うに及ばず，現在も臨床現場で悪戦苦闘している筆者が，自らの経験に基づいた日常診療のツボを語ります．

その268
軽症頭部外傷あれこれ（その4）

前回からの続きです．軽症頭部外傷の後に高次脳機能障害がみられた場合，どのような書類仕事が医師を待ち受けているのか，について述べましょう．

高次脳機能障害をきたす典型的なものは交通事故による頭部外傷です．たとえ開頭手術を必要としない程度の頭部外傷であっても，受傷直後からさまざまな書類を作成しなくてはなりません．

警察に提出する書類

最初は警察に提出する診断書．内容は傷病名，受傷機転，全治日数です．この診断書を作成するときに重要なポイントは2つあります．1つ目として受傷機転については伝聞調で書くということ．診断書を作成する医師が事故の瞬間を見ていたわけではないので，「自転車走行中に乗用車と衝突した」と断定するのではなく「自転車走行中に乗用車と衝突したとのこと」と書きましょう．2つ目に全治日数ですが，「約〇日の入院加療を要する見込みである」と数値を入れてください．警察としては患者さんの大雑把な重症度を知りたいわけですから，入院加療が必要な日数を3日とか10日とか1カ月とか書いておかなくてはなりません．正確な予測は誰にも不可能なので，思いがけず早く退院した場合や入院加療が長引くこともあるでしょう．もし必要なら，改めて作成・発行すればすむことですが，私自身ほと

んど書き直しを依頼されたことはありません．

保険会社に提出する書類

2番目に退院後に損害保険会社から作成依頼を受けて作成するルーチン的な書類です．これは単に『診断書』とあるだけのものですが，内容としては[傷病名][病状の経過・治療の内容および今後の見通し][主たる検査所見][初診時の意識障害][既往症および既存障害][後遺障害の有無について]というあっさりしたものです．ただし，外来通院が長くなると何回も提出しなくてはなりません．それにつれて傷病名が変わってくることもあります．最初は「頭部打撲，外傷性くも膜下出血，急性硬膜下血腫，脳挫傷」であったものが，しばらくして「外傷性てんかん」が発症したとか「高次脳機能障害」が判明した，ということも稀ではありません．傷病名が多くなりすぎた場合には，「急性硬膜下血腫，脳挫傷，外傷性てんかん，頭部外傷後高次脳機能障害」のように整理するといいでしょう．[主たる検査所見]には画像検査の結果や脳波検査の結果，神経心理検査の結果を記入します．[初診時の意識障害]の欄は[なし・あり（程度　継続期間　日時間）]とあります．程度はJCSやGCSで記入し，継続期間は意識清明になるまでにかかった期間を記入してください．ときに事故現場では意識障害があったが救急外来に到着したときには意識清明になっていた，という場合もあるかと思います．その場合，これまで私は[救急隊現着時の意識レベルはJCS20]と余白に書いてきました．やはり，事故現場で意識清明であったか否かというのは大切な情報だからです．[既往症および既存障害]の[なし・あり（　　　）]は治療にあたって考慮すべきもののみ書くべきで余計なことを書く必要はありません．頭部外傷であれば，3年前の脳梗塞の既往は大切ですが，小学生のときの虫垂炎の既往は省略しておきましょう．[後遺障害の有無について]は[なし・あり・未定]から選びますが，私は明らかに後遺障害が予想される場合には「あり」，よくわからない場合は「未定」としています．

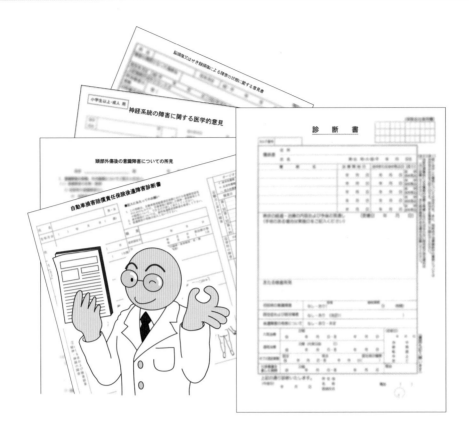

後日保険会社から依頼される書類

　さらに半年から1年ほどして保険会社から依頼される3番目から6番目の書類として，順に『自動車損害賠償責任保険後遺障害診断書』『頭部外傷後の意識障害についての所見』『神経系統の障害に関する医学的意見』『脳損傷又はせき髄損傷による障害の状態に関する意見書』があります．誰が見ても明らかに後遺障害がない場合はこのような書類を依頼されることはありませんが，前回に述べたように「記憶力が落ちた」「仕事の段取りが悪くなった」「怒りっぽくなった」という場合にはこれらの書類のうちの数種類もしくはすべてを保険会社から依頼されます．読者のなかには「自分は脳外科医やリハビリ医になるわけじゃないから関係ない」と思う人もおられるかもしれません．が，交通事故というのはいつ自分が巻き込まれるかわかりません．なので，他人事と思わず以下の部分をざっと読んでおくことをおすすめします．ちなみに私自身はこれまでの人生

で，自分が乗っている車に4回ぶつけられました．

❶自賠責保険後遺障害診断書

　まずは3番目の書類としての『自動車賠償責任保険後遺障害診断書』です．内容としては先の「診断書」を少し詳しくしたもので，ほぼ書き写して問題ありません．注意すべきは最後の欄の「障害内容の増悪・緩解の見通しなどについて記入してください」の部分で，ここに「今後，症状の増悪・緩解の可能性はきわめて低く，症状固定と考える」と書くと，いよいよ後遺障害の等級認定に進むことになります．どの時点で症状固定とするのかは自分だけで決めずに患者さんと話し合って納得してもらったうえで判断しましょう．

❷高次脳機能障害や後遺障害に関する書類

　次に頭部外傷後高次脳機能障害の有無や後遺障害等級を決めるためには，4番目から6番目の書類として『頭部外傷後の意識障害についての所見』『神経系統の障害に関する医学的意見』，ときに『脳損

傷またはせき髄損傷による障害の状態に関する意見書』が必要になります.

　全体のなかで4番目の書類として『頭部外傷後の意識障害についての所見』ですが，注意すべきは「意識障害の有無・推移」の部分です．頭部外傷後高次脳機能障害がすんなり認められるためには① 事故後の意識障害があること，② 有意な画像所見があること，③ 症状があることの3つが必要です．うっかり「搬入時には意識障害なし」とだけ書いてしまうと，本来認定されるべき後遺障害が認定されないということにもなりかねません．なので，救急隊の記録で「現着時の意識レベルはJCS 20」とあれば，それも記入しておきましょう．最も最近の『頭部外傷後の意識障害についての所見』のなかには「初診時の意識障害なし」にチェックしても，さらに「来院前の意識障害」を書く欄があり，「なし，不明，あり（救急隊から確認，問診にて確認）」のなかから選び，さらに救急活動記録表を添付するようになっているものもあります.

　そして5番目の書類として『神経系統の障害に関する医学的意見』です．これもほかの書類との重複が多いのですが，独自の部分として「認知・情緒・行動障害」という欄があります．これは「新しいことを覚えられない」とか「ちょっとしたことですぐ怒る」など，21項目について「なし」から「重度／頻回」の4段階で評価するものです．多くの医師が異常なしと考えて21項目すべてに「なし」とつけてしまいがちですが，患者さんや御家族の話をよく聴いて正確に書きましょう.

　そして，6番目の書類として『脳損傷又はせき髄損傷による障害の状態に関する意見書』の作成を依頼される場合もあります．この書類のなかで最も大切で高次脳機能障害の等級認定に影響する部分が「高次脳機能障害」という欄で「意思疎通能力」「問題解決能力」「持続力・持久力」「社会行動能力」という4つの能力に対して「障害なし」から「全部喪失」の7段階で評価しなくてはなりません．どのように評価するかは診断書にある「障害の程度別の例（高次脳機能障害整理表）」にあるので参考にするといいですね．この部分をいい加減に書いてしまうと患者さんが適正な保険金額を受けとれなくなってしまうので，くれぐれも慎重に判断しましょう.

　以上，駆け足でいろいろな診断書や意見書の書き方のポイントを述べました．これらの書類は作成が面倒なので複数の医療機関の間で押し付け合いになりがちですが，快く作成を引き受ける医師でありたいですね.

最後に1句

> 高次脳　苦労を重ねた　診断書
> 　　主張が通れば　疲れも吹っ飛ぶ

中島　伸
（国立病院機構大阪医療センター脳神経外科・
　総合診療科）
著者自己紹介：1984年大阪大学卒業.
脳神経外科・総合診療科のほかに麻酔科，放射線科，
救急などを経験しました.

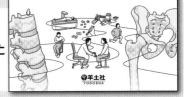
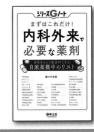
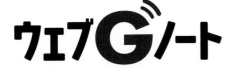
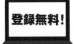

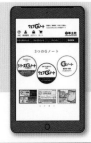

BOOK REVIEW

シリーズGノート

骨粗鬆症の
薬の使いかたと治療の続けかた

患者さんに寄り添う、治療開始の判断から薬の選びかた・
使いかた・注意すべき合併症、食事・運動療法まで

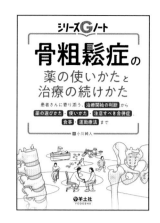

編／小川純人
定価 5,500円（本体 5,000円＋税10%），B5判，245頁，
羊土社

新型コロナウイルス感染症の流行が始まってから，はや数年がたったが，その間，皆さんの患者さんの中にも，外出を控えたことにより老化現象が進みすっかり足腰が弱ってしまった方が増えたのではないだろうか．

コロナ下で高齢者のフレイル有症率が増加したという調査結果もあるが，フレイルと骨粗鬆症には密接な関連があると言われており，今後，高齢者の骨粗鬆症患者の増加が予想される．

骨粗鬆症によって起こる代表的な骨折である大腿骨近位部骨折や椎体骨折は，骨折後の介護リスクだけでなく死亡率も高めることが知られており，骨粗鬆症の予防および適切な診断と治療が，超高齢社会を迎えたわが国において重要な課題である．

本書では，まず第1章で「骨粗鬆症の治療の始めかた」と題して，骨密度はもちろん，患者さんの年齢や過去の骨折歴，併存疾患の有無や生活環境（運動習慣の有無や栄養状態など）を含め包括的に評価し，骨粗鬆症の治療が必要かどうか診断する方法について解説している．

続けて，骨粗鬆症の治療では，近年新たに使用可能となった薬も含めて非常に多岐にわたる薬剤の中から，患者さん一人ひとりに合った治療薬の選択が必要であるが，第2章〜第4章で，各治療薬の特徴や使い分け，効果不十分な場合の切り替え，合併症が生じた時の対応などについて，かかりつけ医の視点でわかりやすく解説されている．

さらに，予防はもちろん治療においても欠かせない運動療法および栄養療法についても，第5章において，骨密度の維持改善に役立つ実践しやすい運動の例や，必要な栄養素の解説がしっかり示されている．

また，骨粗鬆症の予防や早期発見のための第一歩は，骨粗鬆症検診を受けて自分の骨量を知ることであるが，全国的に検診受診率は低く，国としても「健康日本21（第三次）」目標の一つに『骨粗鬆症検診受診率の向上（目標値15％以上）』を挙げて取り組んでいる．本書でも検診の現状と今後の展望，骨粗鬆症リエゾンサービスなどについても紹介されており，骨粗鬆症診療の現状についても知ることができる．

高齢者の患者さんの中には，通院が難しく訪問診療を利用されている方も多い．地域の医師と看護師，薬剤師，リハビリテーションスタッフなどのメディカルスタッフがチームとして連携をとりながらかかわっていくことで，一人でも骨粗鬆症そして寝たきり患者さんの減少をめざしていくことが期待される．本書はそのために非常に役立つ実践的なガイドブックとなるであろう．私も在宅医として本書より学びたい．

（評者）武藤真祐（医療法人社団 鉄祐会 祐ホームクリニック）

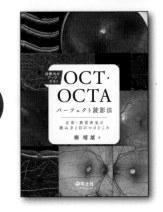
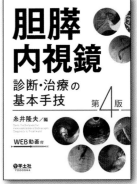
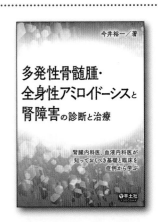

書評

BOOK REVIEW

診断力がアップする！
OCT・OCTA パーフェクト読影法
正常・異常所見の読み方と目のつけどころ

著／柳　靖雄
定価 13,200 円（本体 12,000 円＋税 10%），B5 判，309 頁，
羊土社

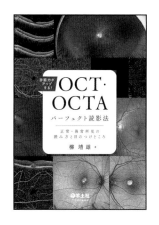

　近年，OCT（optical coherence tomography）ならびに OCT アンギオ（OCTA）は眼科の日常診療において，臨床的に多くの情報が得られる重要で必須の検査のひとつになっている．そのため，その検査所見を十分に理解し読み解くことは，網膜疾患を正確に診断し治療方針を構築する上で必要不可欠なスキルといえる．

　「網膜診療クローズアップ（メジカルビュー社）」をはじめとして，評判の高い網膜疾患に関する専門書をこれまで執筆してきた著者が，今回 OCT/OCTA に関する専門書を執筆したと知らせを受け，興味津々に本書を手にした．これまでの専門書とは，切り口が違い，斬新な構成であることに感銘を受けた．網膜疾患だけでなく，緑内障についても解説されていることは本書の特徴のひとつだろう．

　本書は，病名ごとに症例が提示されているだけではなく，日常診療でよく遭遇するような患者の OCT/OCTA の所見を中心に症例が提示されている．また，各症例の検査所見から，考えられる鑑別診断を挙げ（「スナップ診断」），そこから確定診断にたどり着くために必要なプロセス，具体的には OCT/OCTA 所見の詳細に観察し解釈を深める方法とともに，OCT/OCTA 以外の検査所見とを総合的に判断するというプロセスが「確定診断の進め方」にわかりやすくまとめてある．さらに，治療経過やその症例に対する振り返りまでが記されており，日常診療での思考手順を学習しながら，読者の診察のスキルアップに繋がるような構成となっている．同じような患者を診察した際に，スムーズに確定診断にたどり着き，適切な治療ができるだろう．

　症例提示の後には，各疾患を掘り下げて，知識を深めるための「疾患をもっとよく知ろう！」というパートが準備されている．疾患概念や病態の理解に役立つパートであり，豊富な画像を提示しながら，正常と異常所見を見分けるための読み方と目のつけどころについて最新の知見も交えながら解説されており，診断力アップに直結するだろう．さらに，鑑別診断や治療法に関する情報に加え，コンサルテーションや患者に対する説明にまで踏み込み，日常診療ですぐに役立つ情報として提供されている．

　著者が一人で執筆したということもあり，本書ははじめからおわりまで一貫性が保たれており，読者にとっても内容が頭に入りやすいという特徴も感じられた．Chapter 1 から順番に読み進め，少しずつレベルアップするという使い方もできるし，目の前の患者の最終診断にたどり着くための実践的なガイド本としても使用できる．専門医を取得する前の若手の眼科医から専門医のみなさんまで，日常診療できっと役に立つ一冊となるだろう．OCT ならびに OCTA の教科書として，ぜひ診察室に置いていただくことをおすすめする．

（評者）池田康博（宮崎大学医学部感覚運動医学講座眼科学）

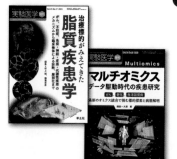

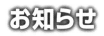

お知らせ

第19回 若手医師のための家庭医療学冬期セミナー

"若手医師のための家庭医療学冬期セミナー（通称：冬セミ）"は，若手医師による若手医師のためのセミナーとしてはじまり，家庭医療，総合診療，プライマリケアにかかわる多くの方々にご参加いただいております．

今回のテーマは「Soshin Juke Box 〜騒ぎ繋がる場所〜」です．第19回とかけた題名にできないかと考え，和名の"ジュウク"からjukeを連想し，全国の総合診療専攻医が楽しめる場所になると願いを込め考えました．そんな場所がつくれるよう尽力したいと思います．皆様のご参加をスタッフ一同，心よりお待ちしております．

【ホームページ】
Facebook：https://www.facebook.com/wakate.pc.seminar
日本プライマリ・ケア連合学会：https://www.primarycare-japan.com/assoc/seminar/sm_index_w/

【日時・場所】
開催日：令和6年2月10日（土）〜11日（日）
オンデマンド配信：令和6年2月10日（土）〜3月31日（木）
場所：国立京都国際会館
　　　4年ぶりの現地開催，オンデマンド配信および全体講演のみLIVE配信を行います．

【対　象】
現地：総合的な医療をめざす専攻医，若手医師および初期研修医
オンデマンド：上記および"総合診療／家庭医療に関心のある医師"
全体講演：上記に加えて，学生・医師以外の医療介護福祉職・他職種など

【登録参加料】　現在調整中です．ホームページ等ご参照ください．
https://www.primarycare-japan.com/assoc/seminar/sm_index_w/

【一般参加受付期間（予定）】
令和5年12月上旬を予定，開始の際は改めて告知いたします．

第3回シン・若手病院総合診療医カンファレンス

日本プライマリ・ケア連合学会と日本病院総合診療医学会若手部会の共催で，例年，多彩なニーズに応えるセミナーを開催しています．第3回目となる本年は，退院支援・病診連携の能力のレベルアップを目標に，『今日から始める退院支援〜よりスムーズな医療連携のヒ・ケ・ツ〜』を開催いたします．早期から退院後の生活をイメージし，看護師やMSW（医療ソーシャルワーカー）などの医療従事者と連携をとることでスムーズな退院後の生活へ促せるよう，転院調整・在宅支援についての考え方を身に付けるためのセミナーです．ぜひご参加ください．

【日　時】2023年12月23日（土）15：00〜17：00（約2時間）
【方　法】オンライン（Zoomウェビナー）
【対　象】退院支援に興味があるすべての医師・医学生
【内　容】医師や看護師，MSWによる講演と，退院支援・スムーズな医療連携についてのディスカッションを予定
《シンポジスト》
　・看護師：宇都宮宏子先生
　　　　　（在宅ケア移行支援研究所 宇都宮宏子オフィス）
　・MSW：前田小百合先生
　　　　　（三重県立志摩病院地域連携センター）
　・医師：西岡大輔先生
　　　　　（大阪医科薬科大学医学研究支援センター医学統計室）
【定　員】500名
【参加費】無料
【申　込】右の二次元コードよりお申し込みください

【主　催】
日本プライマリ・ケア連合学会 専門医部会 若手医師支援部門 病院総合医チーム，日本病院総合診療医学会 若手部会 共同開催
※日本プライマリ・ケア連合学会の単位取得（1単位）が可能です

神経疾患に親しみ強くなる会（SST）第20回教育セミナー

神経救急の臨床 Vol.5 〜二次救急、急性期を中心に

【代表世話人】野川 茂（東海大学医学部付属八王子病院 副院長，脳神経内科 教授）
　　　　　　　星野晴彦（東京都済生会中央病院 副院長，脳神経内科・脳卒中センター）

A）会場講義
　【会期】2023年12月23日（土）9：55〜17：10
　【会場】飯田橋レインボービル 7階 大会議室
　【定員】40名（予定）／お弁当，Web講義聴講権あり
B）Web講義
　【配信期間】
　　2024年1月14日（日）9：55〜1月29日（月）23：00
　【定員】220名（予定）
※「A）会場講義」を撮影＆編集加工後，ストリーミング配信による「B）Web講義」実施
※A・Bのいずれかをご選択ください
【受講料】15,000円（税込：講義テキストを含む）
【プログラム】
① Stroke mimics の鑑別と脳卒中治療ガイドライン改訂2023
② 急性期および遷延性意識障害の鑑別診断と治療の進歩
③ てんかん重積状態（痙攣性，非痙攣性）
④ 急性めまいへの対応：
　病態を知ろうとする努力を最初からあきらめていませんか？
⑤ 脳炎・髄膜炎の診断と救命治療の戦略
⑥ 後遺症を残さないための診かた，考えかた（Vol.2）
　〜一過性意識障害，特に危険なもの
【お問い合わせ先】「神経疾患に親しみ強くなる会（SST）」
事務局運営：土田謙二（事務局長，MA＆P代表）
URL：http://shinkeishikan.kenkyuukai.jp
E-mail：shinkeishikkan.shitashimukai@medical-ap.jp

2023年度（第3回）リハビリテーション科医になろうセミナー（Web開催）

臨床研修医および転向希望の医師，リハビリテーション科に興味のある医師，医学生を対象に『リハビリテーション科医になろうセミナー』をWeb（Live配信）で下記の通り開催いたします．ぜひご参加ください．

【開催日時】2024年1月28日（日）　13時〜15時20分
【開催場所】Zoomを使用したWeb開催　【受講料】無料
【対　象】臨床研修医および転向希望の医師，リハビリテーション科に興味のある医師，医学生
【プログラム】下記URLよりご覧ください．
https://www.jarm.or.jp/member/calendar/20240128.html
右の二次元コードからもご覧いただけます
【申込方法】下記URL申込フォームにてお申込みください．
https://tayori.com/f/narou-2023fy/
左の二次元コードからもお申込みいただけます．
【申込締切】2024年1月26日（金）

【その他・セミナー情報】
今後のセミナー開催の情報や視聴セミナーなど随時更新しておりますので，右の二次元コードからぜひご確認ください．

【問い合わせ先】
公益社団法人日本リハビリテーション医学会
〒101-0047　東京都千代田区内神田1-18-12 内神田東誠ビル2階
TEL：03-5280-9700　E-mail：seminar@jarm.or.jp

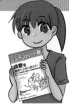

プライマリケアと救急を中心とした総合誌
レジデントノート

定価2,530円（本体2,300円＋税10％）

Back Number

お買い忘れの号はありませんか？
すべての号がお役に立ちます！

2023年12月号（Vol.25 No.13）

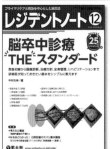

脳卒中診療
THE スタンダード

救急初療から画像診断、治療方針、
全身管理、リハビリテーションまで
研修医が知っておきたい基本を
シンプルに教えます

編集／中村光伸

2023年11月号（Vol.25 No.12）

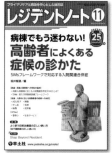

病棟でもう迷わない！
高齢者によくある
症候の診かた

5Msフレームワークで対応する
入院関連合併症

編集／坂井智達

2023年10月号（Vol.25 No.10）

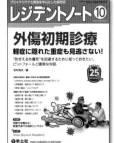

外傷初期診療
軽症に隠れた重症も
見逃さない！

"防ぎえる外傷死"を
回避するために知っておきたい、
ピットフォールと確実な対処

編集／吉村有矢

2023年9月号（Vol.25 No.9）

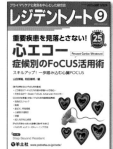

重要疾患を
見落とさない！
心エコー 症候別の
FoCUS活用術

スキルアップ！
一歩踏み込む心臓POCUS

編集／山田博胤，和田靖明

2023年8月号（Vol.25 No.7）

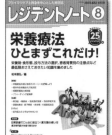

栄養療法
ひとまずこれだけ！

栄養剤・食形態、投与方法の選択、
患者背景別の注意点など
最低限おさえておきたい知識を
集めました

編集／松本朋弘

2023年7月号（Vol.25 No.6）

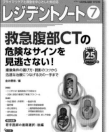

救急腹部CTの
危険なサインを
見逃さない！

撮像条件の選び方・読影のコツから
迅速な治療につなげる次の一手まで

編集／金井信恭

2023年6月号 (Vol.25 No.4)

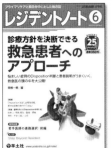

診療方針を
決断できる
救急患者への
アプローチ

悩ましい症例のDisposition判断と
患者説明がうまくいく、
救急医の頭の中を大公開！

編集／関根一朗

2023年5月号 (Vol.25 No.3)

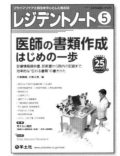

医師の書類作成
はじめの一歩

診療情報提供書、診断書から
院内の記録まで、
効率的な"伝わる書類"の書きかた

編集／大塚勇輝，大塚文男

2023年4月号 (Vol.25 No.1)

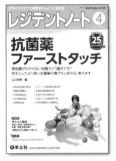

抗菌薬
ファーストタッチ

原因菌がわからない段階で
どう動きだす？
初手としてより良い抗菌薬の
選び方と投与法、教えます

編集／山口裕崇

2023年3月号 (Vol.24 No.18)

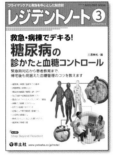

救急・病棟で
デキる！
糖尿病の診かたと
血糖コントロール

緊急時対応から患者教育まで、
帰宅後も見据えた
血糖管理のコツを教えます

編集／三澤美和

2023年2月号 (Vol.24 No.16)

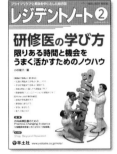

研修医の学び方
限りある時間と
機会をうまく活かす
ためのノウハウ

編集／小杉俊介

2023年1月号 (Vol.24 No.15)

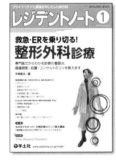

救急・ERを
乗り切る！
整形外科診療

専門医だからわかる診察の着眼点、
画像読影・処置・コンサルトの
コツを教えます

編集／手島隆志

以前の号はレジデントノートHPにてご覧ください ▶ www.yodosha.co.jp/rnote/

バックナンバーのご購入は，今すぐ！

- お近くの書店で：レジデントノート取扱書店
  （小社ホームページをご覧ください）
- ホームページから
  www.yodosha.co.jp/
- 小社へ直接お申し込み
  TEL　03-5282-1211（営業）
  FAX　03-5282-1212

※ 年間定期購読もおすすめです！

レジデントノート 電子版 バックナンバー

現在市販されていない号を含む，
レジデントノート月刊 既刊誌の
創刊号〜2019年度発行号までを，
電子版（PDF）にて取り揃えております．

・購入後すぐに閲覧可能　・Windows/Macintosh/iOS/Android 対応

詳細はレジデントノートHPにてご覧ください

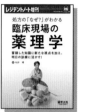
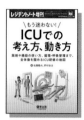
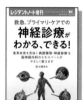
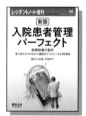
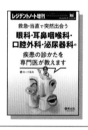
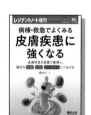
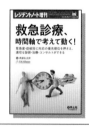
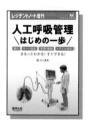
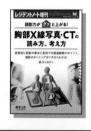

レジデントノート 次号 2月号 予告

（Vol.25 No.16）2024年2月1日発行

特 集

「その患者，退院しても大丈夫？
～ケア移行を意識した入院管理の極意」(仮題)

編集／合田　建（神戸大学医学部附属病院 総合内科）

研修医の先生方にとって，医学的な判断を含めた「患者さんの退院」について考える機会は少ないかもしれません．しかし専攻医になると同時に，退院時まで見据えた診療・説明や，診療情報提供書の記載・退院調整などへの対応を自ら行うことが求められるようになります．
2月号では，退院に関わる必須事項を実践的に解説します．状況別の医学的判断・介入と退院調整の要点，書類の書き方や施設の概要など，どの科に進んでも役立つ内容です．

連　載

※タイトルはすべて仮題です．内容，執筆者は変更になることがございます．

レジデントノート購入のご案内

これからも臨床現場での「困った！」「知りたい！」に答えていきます！

年間定期購読（送料無料）

● 通常号〔月刊2,530円（10％税込）×12冊〕
　…定価30,360円（本体27,600円+税10％）

● 通常号+増刊号
　〔月刊12冊+増刊5,170円（10％税込）×6冊〕
　…定価61,380円（本体55,800円+税10％）

★上記の価格で定期購読をお申し込みの方は通常号をブラウザで閲覧できる「WEB版サービス」※1を無料でご利用いただけます．

便利でお得な年間定期購読をぜひご利用ください！

✓送料無料※2
✓最新号がすぐ届く！
✓お好きな号からはじめられる！

※1「WEB版サービス」のご利用は，原則として羊土社会員の個人の方に限ります
※2 海外からのご購読は送料実費となります

下記でご購入いただけます

● お近くの書店で
　レジデントノート取扱書店（小社ホームページをご覧ください）
● ホームページから または 小社へ直接お申し込み
　www.yodosha.co.jp/
　TEL 03-5282-1211（営業）FAX 03-5282-1212

◆ 編集部より ◆

　今月号の特集では，透析患者さんを診る際に「これだけは絶対身につけたい」知識やスキルを8つのテーマに絞ってご解説いただきました．透析記録の見かたから薬剤投与の注意点，救急での具体的対応まで，日々役立つ実践的知識がギュッと詰まっていますので，自信をもって透析患者さんを診るために，ぜひご活用ください．『特集にあたって』で示していただいた「透析患者さんを診る際の心得」も必読です！

（溝井）

レジデントノート

Vol. 25 No. 15　2024〔通巻361号〕
2024年1月1日発行　第25巻　第15号
ISBN978-4-7581-2709-7

定価2,530円（本体2,300円+税10％）［送料実費別途］

年間購読料
　定価30,360円（本体27,600円+税10％）
　　［通常号12冊，送料弊社負担］
　定価61,380円（本体55,800円+税10％）
　　［通常号12冊，増刊6冊，送料弊社負担］
　※海外からのご購読は送料実費となります
　※価格は改定される場合があります

© YODOSHA CO., LTD. 2024
　Printed in Japan

発行人	一戸裕子
編集人	久本容子
副編集人	遠藤圭介
編集スタッフ	田中桃子，清水智子，伊藤　駿 溝井レナ，松丸匡兵
広告営業・販売	松本崇敬，中村恭平，加藤　愛
発行所	株式会社 羊 土 社 〒101-0052　東京都千代田区神田小川町2-5-1 TEL　03（5282）1211／FAX　03（5282）1212 E-mail　eigyo@yodosha.co.jp URL　www.yodosha.co.jp/
印刷所	三報社印刷株式会社
広告申込	羊土社営業部までお問い合わせ下さい．

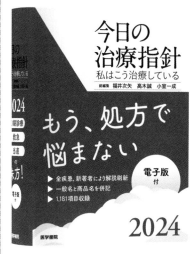

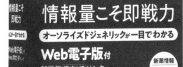
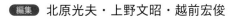

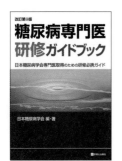
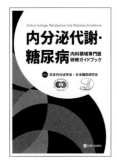
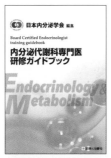
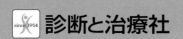

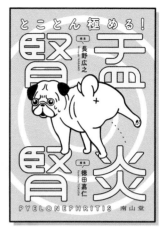

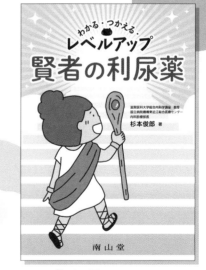

レジデントノート　1月号

掲載広告　INDEX